孕育·小红书

主　编｜**雷俊　米春梅**
副主编｜**程春霞　黄昕　唐秋萍　戴红梅**
　　绘｜飞医科普工作室

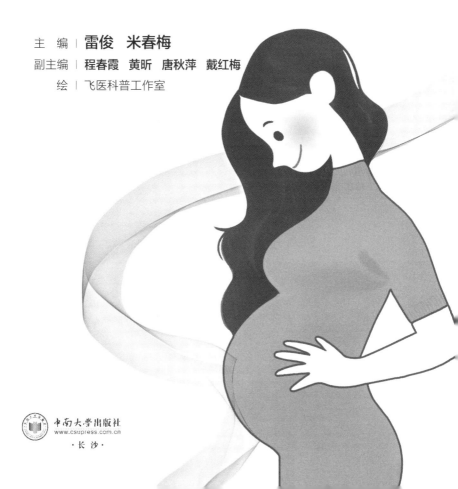

中南大学出版社
www.csupress.com.cn
·长沙·

图书在版编目(CIP)数据

孕育小红书 / 雷俊，米春梅主编. —长沙：中南大学
出版社，2021.11

ISBN 978-7-5487-4501-3

Ⅰ．①孕… Ⅱ．①雷… ②米… Ⅲ．①妊娠期—妇幼
保健—基本知识 Ⅳ．①R715.3

中国版本图书馆 CIP 数据核字(2021)第 120099 号

孕育小红书
YUNYU XIAOHONGSHU

雷俊　米春梅　主编

□责任编辑	陈　娜	
□责任校对	丁梦姿　王　昀	
□责任印制	唐　曦	
□出版发行	中南大学出版社	
	社址：长沙市麓山南路	邮编：410083
	发行科电话：0731-88876770	传真：0731-88710482
□印　　装	长沙印通印刷有限公司	

□开　　本	880 mm×1230 mm　1/32　□印张 4　□字数 102 千字	
□版　　次	2021 年 11 月第 1 版　□印次 2021 年 11 月第 1 次印刷	
□书　　号	ISBN 978-7-5487-4501-3	
□定　　价	36.00 元	

编委会

主　编：雷　俊　米春梅
副主编：程春霞　黄　昕　唐秋萍　戴红梅
编　者：（按单位及姓氏笔画排序）
　　　　　向亚利（中山大学附属第五医院）
　　　　　王昭君（中南大学湘雅三医院）
　　　　　付　冰（中南大学湘雅三医院）
　　　　　朱姝娟（中南大学湘雅三医院）
　　　　　刘　丹（中南大学湘雅三医院）
　　　　　刘　敏（中南大学湘雅三医院）
　　　　　汤观秀（中南大学湘雅三医院）
　　　　　陈志红（中南大学湘雅三医院）
　　　　　李瑞珍（中南大学湘雅三医院）
　　　　　张利卷（中南大学湘雅三医院）
　　　　　罗伟伟（中南大学湘雅三医院）
　　　　　唐　琴（中南大学湘雅三医院）
　　　　　彭红婴（中南大学湘雅三医院）
　　　　　王光鹏（中南大学湘雅护理学院）
　　　　　肖美丽（中南大学湘雅护理学院）
　　　　　赵金鑫（中南大学湘雅护理学院）
　　　　　胡　颖（中南大学湘雅护理学院）
　　　　　皇洒洒（中南大学湘雅护理学院）

编者的话

世界上最美好的事情，莫过于孕育一个新的生命。当得知生命的种子在体内生根发芽时，准妈妈们会有怎样的感受呢？激动、欣喜、无助、担心？是的，你开始"斤斤计较"自己的衣食住行，希望给宝宝创造更好的发育环境。但是面对网络上鱼龙混杂的信息，让人摸不清方向，亲朋好友的各种建议也会让人无所适从，使你变得慌张和无措。

为了帮你更好地适应妈妈这个角色，了解各个阶段的身体变化和注意事项，这本"小红书"将按照备孕至育儿的顺序分为六个篇章。在整个孕育的过程中，你可以很轻松地找到你所关注的内容。你的疑问也将会在这里得到解答。我们希望这本"小红书"就像你的闺蜜一样，陪伴你从备孕开始，经历怀孕，直到安全分娩，并教你如何喂养和护理新生宝宝。总之，我们希望这本"小红书"能够帮助你解决怀孕、分娩、育儿中可能遇到的各种问题。

最后，希望拿起这本书的你，无论是计划怀孕还是已经怀孕，都能真切地感受到孕育的幸福感，并能顺利分娩，生育一个健康、可爱的宝宝。

目录

『提前 6 个月建立备孕计划』

第一部分　知识小课堂

一、备孕计划

制订周全的备孕计划并严格执行，可以帮助夫妻双方了解各自的健康状况，及时接受孕前保健咨询和指导，以最佳的生理和心理状态迎接新生命。所以，要想生一个健康可爱的宝宝，一个完善的备孕计划必不可少哦！

（1）至少提前 6 个月开始建立备孕计划。

（2）备孕计划包括：身体准备、心理准备、生活准备、环境准备、合理饮食、停止避孕、接种疫苗、改变不良生活习惯、进行孕前检查等。

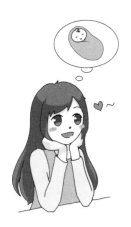

二、营养准备

自孕前 3～6 个月开始，夫妻双方均应养成良好的饮食习惯，科学安排好一日三餐，平衡膳食，避免出现营养不良或营养过剩，将孕前体重调整至适宜水平。

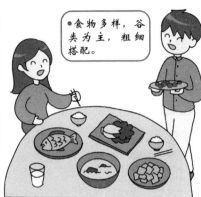

- 适当增加鱼、禽、瘦肉及豆制产品的摄入，为身体提供优质蛋白。
- 食物多样，谷类为主，粗细搭配。
- 保证摄入足够的新鲜蔬菜、适量的水果。
- 每天足量饮水，合理选择饮料。
- 多摄入富含叶酸的食物或补充叶酸。
- 保证摄入加碘食盐，适当增加海产品的摄入。甲状腺疾病者应遵医嘱摄入。
- 饮食要清淡、适口、炒菜少油、少盐，少喝鸡汤、排骨汤等油脂高的汤类。
- 常吃含铁丰富的食物，适当选择动物内脏摄入。

三、补充叶酸

叶酸是一种水溶性维生素，可预防胎儿神经管缺陷。备孕的女性应从准备怀孕前 3 个月开始，每日服用叶酸补充剂 400 微克，并持续整个孕期。

四、体重管理

夫妻双方过胖或过瘦都会使内分泌功能受到影响，不利于受孕。那么怎样知道自己是不是偏瘦或者偏胖呢？目前我们常用身体质量指数(Body Mass Index，BMI)来衡量体重是否在正常范围。

> BMI 是与体内脂肪总量密切相关的指标，BMI 值等于体重（千克）除以身高（米）的平方，即 BMI= 体重（kg）÷ 身高（m）^{2}。

一般来说，怀孕前的 BMI 值为 18.5 ～ 23.9 时比较合适（表 1-1）。肥胖或超重的计划妊娠者，建议减重后再妊娠。

表 1-1 孕前体型与 BMI 值的关系

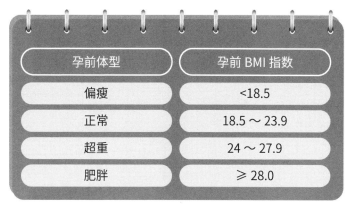

孕前体型	孕前 BMI 指数
偏瘦	<18.5
正常	18.5 ～ 23.9
超重	24 ～ 27.9
肥胖	≥ 28.0

五、生活准备

一旦计划怀孕，备孕妈妈要有意识地保护自己，远离那些不利于身心健康的生活习惯和环境。

（1）居家环境要安全、温馨：除螨灭蟑，勤洗被褥，保持室内干净整洁。

（2）不穿束身衣、紧身裤，不染发、烫发。

（3）规律作息、不熬夜。

（4）少喝咖啡，戒烟、戒酒，并远离吸烟环境。

（5）避免接触有害物质，如铅、汞、镉、二硫化碳、聚乙烯、二甲苯、苯等。

（6）远离电离辐射：X 射线、γ 射线等。

六、运动计划

为了增强体质，为孕育一个健康宝宝做准备，夫妻双方都需要科学合理地安排孕前运动，并逐步养成好的运动习惯。可以根据个人习惯和身体条件选择运动方式与时间，如快走、慢跑、健美操、游泳、瑜伽等，每天运动时间不少于 30 分钟。

孕前运动好处多多：

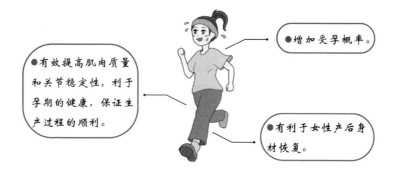

●增加受孕概率。

●有效提高肌肉质量和关节稳定性，利于孕期的健康，保证生产过程的顺利。

●有利于女性产后身材恢复。

七、用药

大家都知道，怀孕以后的女性有很多药物是不能吃的，但是往往忽视备孕期用药，其实有一些药物在人体内停留和作用的时间较长，如果不重视备孕期用药，会对后期的受孕和胎宝宝的健康有一定的影响。

（一）避孕药

（1）短效口服避孕药停药次月即可受孕。

（2）长效口服避孕药最好停药 6 个月以后再怀孕；若在停止服用长效口服避孕药 1～6 个月内怀孕，应到医院向医生咨询。

（二）其他药物

（1）激素类药物、部分抗生素、止吐药、安眠药、抗病毒药物（如利巴韦林、干扰素）、抗癫痫药、抗抑郁药等药物及有长期服药史者，一定要向医生咨询后再确定安全受孕时间。

（2）若在已怀孕却不知道的情况下服用了以上药物，应及时到医院向医生咨询。

八、疫苗接种

在怀孕期间，为了避免对胎儿产生影响，一般不建议孕妇进行疫苗接种。因此，备孕女性可以在怀孕前通过疫苗接种来为之后的孕期做好保障，但有些疫苗接种后，需要过适当的时间后才适宜怀孕，一定要了解清楚哦！孕前疫苗接种见表 1-2。

表 1-2 孕前疫苗接种一览表

疫苗	接种时间
风疹疫苗	孕前 3 个月或更早
乙肝疫苗	孕前 9 个月或更早，需接种 3 次；第 1 针接种 1 个月后接种第 2 针，6 个月后接种第 3 针
甲肝疫苗	孕前 3 个月
流感疫苗	孕前 3 个月
水痘疫苗	孕前 3 ～ 6 个月

注：① 接种疫苗前须检查体内是否存在抗体；② 有过敏史、流产史的女性，接种疫苗前须咨询医生。

九、孕前检查

准备怀孕前，夫妻双方都应积极进行一次全面的健康检查（表 1-3），看看自己的身体是否健康、是否适合生育。通过孕前健康检查，若发现患有对生育有影响的疾病，应积极配合治疗，并遵照医生建议选择在双方身体健康状况适宜的情况下受孕。

表1-3 孕前检查项目一览表

序号	项目	目的
1	身高、体重、血压等全身检查	有无异常体征
2	血常规、肝肾功能、血型检验	是否有贫血、感染，根据血型进行新生儿溶血风险评估
3	尿常规	对泌尿系感染、肾炎等进行筛查
4	口腔检查	预防妊娠期牙龈炎、牙周炎
5	艾滋病、梅毒、乙肝、丙肝检测	及时发现传染性疾病，及时治疗，避免怀孕后传染给胎儿
6	TORCH 四项检查	防止孕期出现感染性疾病引起流产或胎儿畸形
7	妇科检查	及时发现宫颈、阴道炎症及子宫、卵巢等异常情况
8	心电图	了解心脏情况，排除心脏疾病
9	妇科内分泌检查	针对月经不调的女性，诊断卵巢疾病
10	染色体异常检查	针对有反复流产史、畸胎、死胎、遗传病家族史的夫妻，以排除先天性遗传性疾病
11	甲状腺功能检查	知晓内分泌系统甲状腺功能有无异常情况

十、遗传咨询

对于想要宝宝的夫妇，无论身体呈现的状况多么健康，都不能省略这一过程——遗传咨询。遗传咨询是指相关专家分析解答有关疾病的病因、遗传方式、诊断、预防或预后等问题，以及对子女发病风险进行估计，提出建议和指导。

有以下情况者建议进行遗传咨询：

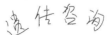

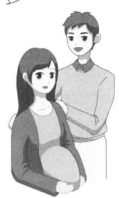

 35岁以上高龄女性或血清学产前筛查高危者。

 有反复流产、习惯性流产史的女性。

 有家族性遗传病史或夫妻一方患有遗传疾病者。

 有先天缺陷儿或遗传病儿生育史者。

 有致畸物质，如放射性物质，铅、磷、汞等有毒物质，以及化学制剂接触史者。

 近期使用过致畸药物，如抗肿瘤药物者。

 患有慢性疾病如高血压、糖尿病、心脏病、肾脏病、甲亢、血小板减少、系统性红斑狼疮等疾病者。

十一、配偶准备

很多人都认为备孕是女性一个人的事，其实备孕爸爸的营养、饮食、生活习惯等也会影响精子的质量和数量，从而影响宝宝的健康。

戒烟、禁酒、并远离吸烟环境，加强锻炼，保持充足睡眠，规律作息，减少碳酸饮料摄入。

多吃富含锌、钙、硒等矿物质的食物：瘦牛肉、鸡肉、鱼类、虾皮、生蚝、干贝、扇贝、鱿鱼、牛肉、猪肝等，五谷类的大麦、黑豆、黑米、黄豆、燕麦、小米等，以提高精子活力，少吃烧烤、油炸类食物。

尽量减少接触辐射源：手机不要放在腰间或裤兜里，卧室不要放置电脑，孕前6个月内不做 X 线、CT 检查。

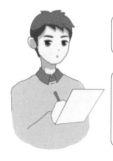

避免高温：不穿紧身牛仔裤，不洗桑拿浴、蒸气浴。

远离污染：尤其要注意汽车尾气、装修等环境污染，日常饮食中的农药及重金属镉等残留，生活中的香水、空气清新剂、染发剂、家用的清洁剂、除垢剂、干洗衣服的干洗剂等大量化工产品。

适度运动：保证每天至少进行 30 分钟中等强度的运动，如快走、慢跑、游泳、打球等。

避免用药：长期使用抗生素、激素、免疫抑制药等药物者，需停药 3 个月以上再考虑生育。

保持情绪平和，心情愉悦。

十二、受孕知识

（一）找准排卵期，提高受孕率

1.〖测量基础体温〗从月经来潮的第 1 天开始，每日晨起在安静状态下测量的体温，即基础体温，排卵后基础体温较之前体温升高 0.3℃～ 0.5℃，因此体温上升前最低的那一天为排卵日。

2.〖排卵试纸检测〗排卵试纸通过检测女性的黄体生成素的峰值水平来预知是否排卵，试纸显示强阳性后 1 ～ 2 天为排卵日。

3.〖根据月经周期推算〗月经规律者，从月经来潮的第 1 天算起，第（14±2）天就是排卵期；月经不规律者，排卵期在下次月经来潮前的第（14±2）天。

4.〖观察白带〗根据月经周期推算的排卵期，观察阴道分泌物增多，白带清亮、润滑，富有黏性，如同鸡蛋清状，宫颈黏液拉丝度长的那一天为排卵日。

5.〖B 超监测〗B 超监测是最为准确的、监测排卵期的方法，尤其适用于月经不规律者。

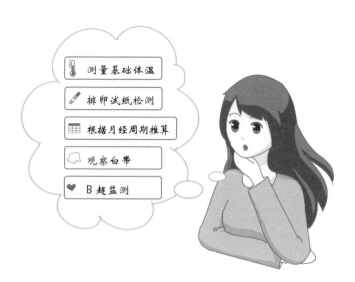

（二）提高受孕概率的小方法

1.〖天时〗下次月经前 12 ～ 19 天（排卵前 3 天或排卵后 24 小时内）。

2.〖地利〗正常精子和卵子、输卵管通畅、适合着床的子宫内膜。

3.〖人和〗放松心情，避免焦虑。不建议仅在排卵期频繁进行性生活，应保持每周 1 ～ 2 次和谐性生活，排卵期可隔天同房一次。

4.〖受孕最佳年龄〗女性：23 ～ 29 岁；男性：25 ～ 35 岁。

十三、心理准备

在决定要宝宝后，期待快点怀上宝宝是人之常情，适度期待可以，但要避免过度焦虑"怀孕"这件事。夫妻双方可以这样做：

（1）适当调整各自工作和生活中的一些方面，避免过度负荷，为宝宝到来预留出空间。

（2）充实业余生活内容，闲暇时尽量做些能让自己放松的事情，如运动及其他有益的兴趣和爱好。

（3）有意识地进行一些修心养性的阅读。

（4）感觉心力交瘁时别忘了呼吸练习。深慢呼吸是一种最快的恢复平稳心情的方法。深慢呼吸能让你的体内注入更多的氧气，帮助你恢复平静。

第二部分　问题小锦囊

一、可以养宠物吗？

备孕期间最好不要养宠物，如果要养宠物则须科学地养：定期为宠物打疫苗、驱虫、洗澡，防止宠物携带寄生虫、病毒等。注意不能直接接触猫狗的粪便，平时加强个人卫生。备孕夫妻须一同去医院进行体检，检查弓形虫、风疹病毒等。如果在有弓形虫及风疹病毒感染的情况下怀孕会影响胎儿发育，导致胎儿畸形。若风疹病毒抗体阴性，可于孕前 3 个月接种风疹疫苗。

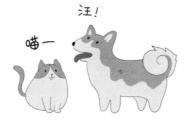

二、还可以继续用美妆、护肤品吗？

备孕期间不宜使用含有刺激性成分的化妆品，因为化妆品能通过母体皮肤吸收，容易对胎儿造成伤害。可选用温和无刺激、相对较安全的孕期专用护肤品。

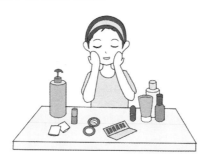

三、心理状态对备孕的影响有哪些？

备孕期间有一定的心理压力是很正常的，但需要通过一些解压的活动和健康的生活习惯来缓解这些压力，如适当的锻炼、充足的休息等。因此，适度的心理压力并不一定会影响备孕过程。

若长期存在不良心理状态可能会导致对身体的过分关注、过度敏感，甚至出现焦虑、抑郁。如果这些不良心理没有得到及时调整和缓解，可能会从以下两个方面对备孕过程产生影响：一方面是导致内分泌发生变化或紊乱；另一方面也会影响夫妻感情、性生活频次和质量。

四、总担心怀不上或过度敏感怎么办？

（1）告诉自己"我已经做过身体检查了，没有问题，放松心情就好"。

（2）转移注意力，闲暇时尽量做些自己喜欢的事情，与爱人出去度假也是不错的选择。

（3）每天跟随音乐，做冥想放松 10 ～ 15 分钟。

（4）提醒亲戚朋友给予充足的空间。

（5）必要时接受心理专业人员的咨询和指导。

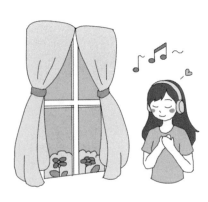

五、二胎备孕的注意事项有哪些？

女性生育的最佳年龄一般不超过 35 岁，二胎仍需同一胎时一样备孕并行孕期检查。第一胎是自然分娩的，通常在产后一年各项生理功能基本恢复、身体指标正常就可以考虑怀第二胎；第一胎是早产的，产后须坚持避孕，让母体得到充分的休养后再怀孕；第一胎是剖宫产的，建议在剖宫产术后 2 年之后怀孕，过早怀孕可致子宫瘢痕处拉力过大，有潜在裂开的危险，容易造成大出血。

六、高龄备孕的注意事项有哪些？

一般将 35 岁以上的孕妇称为高龄孕妇。高龄孕妇属于孕期高危人群，易出现妊娠期合并症及并发症，受孕率下降，自然流产率、死胎发生率增高；易导致产程延长、难产，造成新生儿产伤、窒息等。

如果你已经是一位高龄备孕妈妈，也不必过于担忧，了解备孕知识，科学备孕：养成良好的生活习惯，衣着宽松，不宜穿塑身衣，不要熬夜；合理运动，均衡饮食；保持愉快积极的心态；做好孕前检查，除了普通孕检的项目之外，建议增加另外 3 项检查——宫颈防癌筛查、内分泌功能、叶酸利用能力；受孕困难者，可实施辅助生殖技术助孕。

『孕早期指的是怀孕第 1 周至第 13 周末』

第一部分　知识小课堂

一、确认怀孕的方法

（一）怀孕后的身体信号

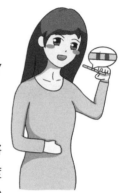

停经：月经周期规律者，停经超过 7 天以上。

（二）早孕试纸阳性

用尿杯取清晨第一次清洁中段尿，将试纸鼓起来的一头插入尿液中，插放深度不要超过 MAX 线，但也不要太浅，3～10 秒后取出平放，尿液渐渐向上方浸透，慢慢地浸到检测和对照区域（就是白色的区域）。观察结果：试纸上检测和对照区域各出现一条红色的条状色带，表示已经怀孕。

（三）医院血液 HCG 检查和 B 超可以确诊

可以去医院抽血检测绒毛膜促性腺激素（HCG），若 HCG 值大于 10 mIU/mL 或者 B 超诊断证实，可确认怀孕，但需要专科医生确诊并排除宫外孕。

二、早孕反应

早孕反应多出现在妊娠 6 周左右，因孕妇体内 HCG 水平升高，胃酸分泌减少及胃排空时间延长，导致头晕、乏力、食欲不振、喜酸食物或厌恶油腻、恶心、晨起呕吐等一系列反应。

三、控制缓解孕吐

孕吐是早孕反应的一种，一般恶心呕吐无须特殊处理；频繁呕吐，为了避免脱水，可少食多餐，及时补充水分；严重呕吐，无法喝水和进食时须及时到医院就诊。孕期不要自行服用止吐药。

四、孕早期产检

孕早期产检是怀孕初期阶段的检查。通过孕早期产检（表 2-1）能及时了解胚胎发育情况和母体状况，这对孕妈妈和胎儿都是极其重要的。

表 2-1 孕早期产检一览表

检查时间	检查项目
孕 1 月	自我检测血压、体重、血糖、腹围等基础指标
孕 6 ～ 13^{+6} 周	全身体格检查：包括心肺听诊，测量血压、体重，计算 BMI；常规妇科检查（孕前 3 个月未查者）；胎心率测定（多普勒听诊，妊娠 12 周左右）
	必查项目： （1）血常规 （2）尿常规 （3）血型（ABO 和 Rh 血型） （4）肝功能 （5）肾功能 （6）空腹血糖水平 （7）HBsAg 筛查（乙肝表面抗原筛查） （8）梅毒血清抗体筛查 （9）HIV 筛查 （10）地中海贫血筛查（广东、广西、海南、湖南、湖北、四川、重庆等地区） （11）甲状腺功能检查 （12）超声检查：在孕早期（妊娠 6 ～ 8 周）进行超声检查，以确定是否为宫内妊娠及孕周、胎儿是否存活、胎儿数目、子宫附件情况。在孕 11 ～ 13^{+6} 周进行超声检查测 NT 排查畸形 （13）心电图

五、胎儿的发育

从精子进入母体与卵细胞结合形成受精卵的那一刻起，就意味着一个新的生命萌芽、生长，即将诞生。孕妈妈一定十分想知道胎儿的发育状况与变化，那么孕早期胎儿生长发育（表 2-2）是什么样子呢？

表 2-2 孕早期胎儿发育一览表

孕期		胎儿的发育情况
	孕1月	怀孕一个月的时候胎儿发育不多，只有 0.2 cm 的长度，所以被人们称作是"胚胎"
孕2月	第5～6周	小胚胎大约有苹果籽那么大，外观很像"小海马"
	第7周	胚胎的手臂和腿开始伸出嫩芽，手指开始发育
	第8周	胎儿胎形已定，可分出胎头、体及四肢。胎儿的心脏开始跳动了
孕3月	第9周	(1) 胚胎已经可以称为胎宝宝了，总长约 25 mm； (2) 所有的神经肌肉器官都开始工作了，生殖器官已经在生长了； (3) 胎儿形成手指与脚趾，脸部轮廓基本形成
	第10周	(1) 手臂更长，肘部更弯曲； (2) 视网膜已完全着色，味蕾开始形成
	第11周	(1) 身长可达到 4～5 cm，体重达到 14 g 左右； (2) 女性胎宝宝的阴道开始发育，男性胎宝宝的阴茎也可以辨认出来了
	第12周	(1) 身长可达到 6.5 cm 左右，已经初具人形； (2) 各种器官基本形成，维持生命的器官已经开始工作

六、孕妈妈的身体变化

孕早期孕妈妈身形变化不明显，身体的主要变化为：月经停止；出现恶心、呕吐、易疲劳等一系列早孕反应；乳房胀痛，乳晕颜色变深；怀孕3～4周可能会出现白带增多现象，且颜色和气味无异常，若白带出现颜色发黄或者带有豆腐渣状物质、有异味等异常情况须去医院就诊。

七、饮食与营养

宝宝悄然而至，保证其生长发育和孕妈妈的合理营养十分重要。孕妈妈要全面补充营养素（蛋白质、脂肪、碳水化合物、矿物质、维生素和水）；保证优质蛋白质的摄入，如鱼肉、瘦肉、鸡蛋等；多吃新鲜蔬菜和水果，补充维生素；适量补充坚果类食物；孕吐严重者可少食多餐，保证摄入含必要量碳水化合物的食物，这样才能维持膳食平衡，满足胎儿对营养的需求。

八、叶酸和碘的补充

1.〔叶酸〕每日服用叶酸补充剂400微克以及富含叶酸的食物，如动物肝脏、肾脏、蛋、深绿色蔬菜（如芹菜、花椰菜、莴苣等）。

2.〔碘〕加碘盐能确保有规律地摄入碘。此外，每周可摄入1～2次含碘丰富的海产食物，如海带、紫菜等，也可去医院进行尿碘检测，以便科学补碘。患有甲状腺疾病的孕妈妈一定要遵医嘱补碘。

九、运动和睡眠

孕期适时、适量、适当运动有助于维持孕妈妈正常的心理状态、愉悦心情，促进新陈代谢，孕早期可根据自身情况选择合适的运动。良好的睡眠习惯有利于孕妈妈健康和胎儿的发育，孕妈妈一定要注意孕期睡眠。

(一)运动注意事项

1.〖运动特点〗宜慢，需注意运动的方式和节奏，身体应处于温和舒适的状态，运动方式宜舒缓不疲劳。

2.〖不宜做的运动〗如腹部着地、腹部挤压、腹部强扭转等动作。

3.〖适宜做的运动〗如散步、踝关节运动、足尖运动等。

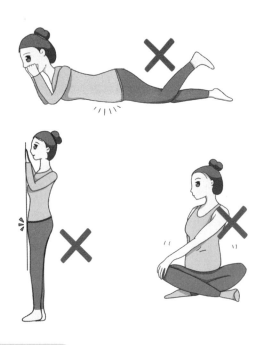

(二)运动方式

1.〖散步〗散步是怀孕运动锻炼形式中最好的一种。

2.〖踝关节运动〗 孕妇坐在椅子上，一条腿放在另一条腿上面，下面一条腿的足平踏地面，上面的腿缓缓活动踝关节数次，然后将足背向下伸直，使膝关节、踝关节和足背连成一条直线。两条腿交替练习上述动作。

3. 〖足尖运动〗孕妇坐在椅子上，两足平踏于地面，足尖尽力上翘，翘起后再放下，反复多次，注意足尖上翘时，脚掌不要

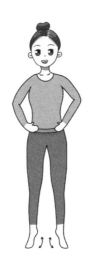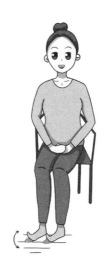

（三）睡眠

怀孕前 3 个月是早孕反应最强烈的时候，孕妈妈经常会感到身体不适和疲惫，因此需要更多的睡眠时间来帮助机体恢复。

建议：不喝浓茶、浓咖啡，睡觉前要释放压力、放松心情，每天保证 8 ～ 9 小时睡眠时间，帮助身体恢复，缓解早孕反应，最好每晚 11 点前准备上床入睡。

十、母婴的安全

（一）有害物质

孕早期是胎儿神经管、四肢、眼睛分化最快的时期，也是胎儿最容易致畸形的危险时期，应避免或尽量减少接触有毒、有害物质。

禁烟酒，避免二手烟

●香烟中所含尼古丁、一氧化碳或其他有毒物质可能会引起自然流产、早产、胎死腹中、低出生体重，以及唇腭裂、心血管或泌尿系统异常等畸形。过量饮酒会导致子宫内胎儿生长迟滞、小脑症、智能不足、中枢系统障碍、脸部和关节异常等。

避免维生素过量

●过量服用维生素可能导致胎儿畸形，如过量服用维生素A可能导致先天性白内障、耳聋及外耳畸形等。

避免电离辐射

●避免接触如X射线、γ射线等；减少手机、电脑的使用。

避免重金属及有毒化学物

●避免食用被重金属污染的水和食物，含铅、汞食物，如皮蛋。避免接触油漆、指甲油、染发剂等含铅有毒的化学物质，防止重金属影响胎儿的骨骼和神经发育。

（二）疾病

感冒、贫血、牙周病（牙龈肿胀、牙齿松动、牙龈出血、牙龈增生等）、寄生虫感染等会导致胎儿缺氧、发育迟缓、早产、死胎或者畸形等，怀孕期间要格外注意，有异常须及时就医。

（三）药物

俗话说是药三分毒，孕期用药要特别慎重。特殊情况须使用药物时，必须在医生指导下使用。孕期常见药物禁忌见表 2-3。

表 2-3 孕期用药禁忌一览表

药物名称	危害
避孕药	可导致胎儿手脚及内脏出现缺陷
四环素	可沉积于胎儿牙釉质及胎儿骨骼，影响胎儿牙釉质及体格发育，导致胎儿宫内发育迟缓
阿司匹林	孕期小剂量长期应用是安全的。孕晚期应用，会影响孕妇凝血功能并可致羊水过少、胎儿动脉导管过早关闭等
安眠镇静药、海洛因等禁药	抑制新生儿呼吸，导致胎儿生长迟滞、智力障碍、早产、出生体重低，出生后的新生儿会产生极度不安、神经质等脱瘾症状，增加婴儿猝死的概率
抗癫痫药	可导致唇腭裂、小脑损伤等
维生素（高剂量）	可导致胎儿畸形
雌激素、孕激素和雄激素（性激素）	引起胎儿性发育异常
华法林、苯巴比妥等	长期大量服用可导致胎儿严重出血，甚至死胎

（四）致敏食物

孕妇食用致敏食物可导致早产、流产或者胎儿畸形。

1.〖禁食〗确定过敏的食物。

2.〖慎食〗易过敏的食物。

出现瘙痒、荨麻疹等过敏症状须立即就医。

十一、情绪和心理

怀孕的最初 3 个月是情绪不稳定的时期，孕妇的内心体验往往是矛盾的，既有欣喜也有忧虑，管理好孕早期情绪反应，合理放松，才会有利于自身和胎儿的健康。

（一）孕早期常见的情绪反应

（1）对计划外怀孕的不满或有排斥心理；

（2）心理上的过度敏感，对压力的耐受力降低；

（3）早孕反应来临时的痛苦、难受、抑郁；

（4）担心有些因素可能对胎儿不利而产生的紧张、焦虑；

（5）需要适当调整工作和生活节奏带来的角色变化的不适应；

（6）担心怀孕失败的焦虑和恐惧；

（7）忧虑胎儿健康带来的压抑等。

（二）情绪调节的放松方法

放松练习的方法有很多，此处简要介绍两种适合孕早期练习的方法。

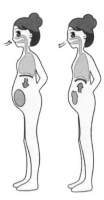

1.〖腹式呼吸练习〗腹式呼吸执行简单，安全可靠，是一种非常适用于孕妇的自我调节策略，强调慢、长、深，1 分钟尽量控制呼吸次数在 5 ～ 6 次。具体操作：想象丹田位置（肚脐下三根手指处）有一个假想"小气囊"，用鼻子深深吸气，让空气从胸部、腹部一直到"小气囊"里，小腹微微向外凸出，再深深地吐气，把"小气囊"里的空气，全部由鼻子呼出，小腹平缩。

2.〖正念冥想〗正念冥想为目前应用较广泛的一种新型的心理干预方式。它是将自己的注意力集中在当下，以不评判的态度接受当下时刻自己的体验，觉知当下的呼吸、身体感觉、情绪感受等。

第二部分 问题小锦囊

一、如何简单地计算预产期？

我们最常用的、最简单的方法是按照末次月经时间计算。以末次月经的第一天起计算，整个孕期为 280 天，有 10 个妊娠月（每个妊娠月为 28 天）。在妊娠 37 ～ 42 周内分娩，均为足月。由于每位女性月经周期长短不一，所以推测的预产期与实际预产期有 1 ～ 2 周的出入也是正常的。

計算方法：末次月经月份加 9（或减 3），具体日期加 7，为预产期。

比如最后一次月经的时间是 2020 年 5 月 10 日，那么预产期月份是 5-3=2，日期是 10+7=17，预产期就是 2021 年 2 月 17 日。

如果你最后一次月经时间是 2020 年 2 月 5 日，那么预产期月份是 2+9=11，日期是 5+7=12，预产期就是 2020 年 11 月 12 日。

二、孕早期可以进行性生活吗？

孕早期性生活会增加母体和胚胎感染、流产等概率，因此孕早期不提倡进行性生活。

三、防辐射服需要长期穿吗？

防辐射服含有金属纤维，其对日常生活中的电脑、手机等电磁波辐射有一定的阻挡作用，但是不能将辐射全部都进行阻挡，且防辐射服在预防辐射后容易将辐射残留在衣服上，孕妈妈的皮肤长时间贴着防辐射服，对胎儿有一定危害。所以孕妈妈不建议长时间穿防辐射服，怀孕的前 3 个月须远离高辐射的电器。

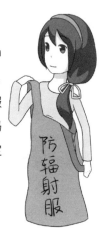

四、如何识别阴道出血？

（一）着床植入性出血

正常情况下，受精卵在子宫内膜着床可能引起植入性出血，一般出血量比较少，出血时间不长，这个属于正常的生理现象，女性不需要处理，注意好个人卫生就好，但需要排除先兆流产、异位妊娠等病理原因。

（二）先兆流产出血

先兆流产首先出现的症状往往是阴道出血，一般出血量少，常为暗红色，或为血性白带，有时可达 4～5 天甚至 1 周以上。在流血出现后数小时至数周，可伴有轻度下腹痛或腰背痛。在妊娠以后，患者有时可感到阵发性腹痛，须至医院检查，必要时进行保胎治疗。

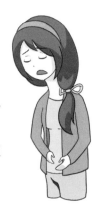

（三）宫外孕出血

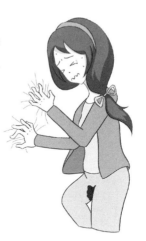

1.〖腹痛〗表现为下腹坠痛，有排便感，有时呈剧痛，伴有冷汗淋漓，并伴有恶心呕吐。

2.〖阴道出血〗阴道出现不规则的出血，多为点滴状，深褐色，量少，不超过月经量，应提高警惕。

3.〖晕厥和休克〗患者有下腹痛，随之出现乏力、头晕甚至晕倒，伴有面色苍白、四肢冰冷等。

若出现以上症状须立即就医。

五、保胎——你了解吗？

（一）保胎人群

（1）高龄产妇（一般指 35 岁以上）。

（2）有复发性流产或习惯性流产史者。

（3）不孕史需要保胎者。

（二）保胎注意事项

（1）在医生指导下选择黄体酮、地屈孕酮等孕激素进行治疗。

（2）宜卧床休息，尽量不要从事重体力劳动或者做剧烈运动。

（3）要注意调整自己的心态，保持好心情，减少情绪波动。

六、孕期能住在新装修的房子里吗？

新装修的房子需通风半年以上再入住，因为新装修房子的家具、墙漆、涂料、黏合剂等会散发出一些化学有害物质，比如甲醛、铅、苯等可以致胎儿畸形、流产。

七、出现孕早期情绪反应该怎么办？

1.〖告诉自己〗这些反应的出现是妊娠的"正常"反应，只是需要一些时间去适应而已。

2.〖接受音乐的洗礼〗选择自己喜欢的或柔和优美、明快舒缓为主的音乐（尽量不要听太忧伤或频率过快，节奏、力度过强的音乐）。

3.〖与幽默亲密接触〗看一些幽默、风趣的散文、随笔或修心养性的阅读。

4.〖放松练习〗瑜伽冥想、腹式呼吸练习或正念冥想等。

5.〖与家人沟通〗取得丈夫和其他亲属的支持与鼓励。

6.〖调整工作强度〗根据身体状况适度调整工作或劳动强度。

7.〖增加与外界的沟通与交流〗如多与家人朋友沟通或跟其他孕妈妈或准妈妈交流。

『孕中期是指怀孕第 14 周到第 27 周末』

第一部分 知识小课堂

一、孕妈妈的变化

孕妈妈的"孕味"凸显，激素水平的改变及胎儿的迅速生长会促使孕妈妈发生以下变化。

（1）早孕反应逐渐消失，孕妈妈食欲变好，食量增大。

（2）乳房增大并有胀痛感，乳头、乳晕有色素沉着、颜色加深，部分孕妈妈还能挤出乳汁。

（3）部分孕妈妈面部显现蝴蝶斑，甚至长出小痘痘，腹部出现妊娠纹。

（4）体态姿势：下腹部逐渐隆起，腰身增粗（显怀）。随着胎儿增大，体态姿势随之发生改变。

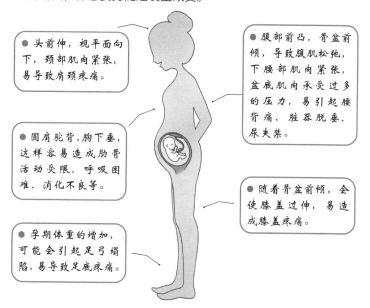

● 头前伸，视平面向下，颈部肌肉紧张，易导致肩颈疼痛。

● 腹部前凸，骨盆前倾，导致腹肌松弛，下腰部肌肉紧张，盆底肌肉承受过多的压力，易引起腰背痛、脏器脱垂、尿失禁。

● 圆肩驼背，胸下垂，这样容易造成肋骨活动受限、呼吸困难、消化不良等。

● 随着骨盆前倾，会使膝盖过伸，易造成膝盖疼痛。

● 孕期体重的增加，可能会引起足弓塌陷，易导致足底疼痛。

二、胎儿的发育

进入孕中期，胎儿开始迅速生长，重要的身体器官也已经基本形成。孕妈妈会一天天地察觉到腹中的小家伙的存在，孕中期胎儿生长发育（表3-1）是什么样子呢？我们来一起了解。

表3-1 孕中期胎儿发育一览表

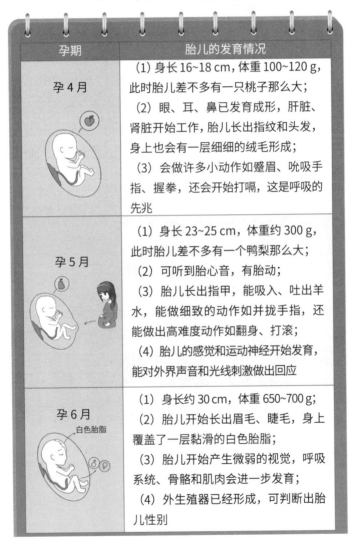

孕期	胎儿的发育情况
孕4月	（1）身长16~18 cm，体重100~120 g，此时胎儿差不多有一只桃子那么大； （2）眼、耳、鼻已发育成形，肝脏、肾脏开始工作，胎儿长出指纹和头发，身上也会有一层细细的绒毛形成； （3）会做许多小动作如蹙眉、吮吸手指、握拳，还会开始打嗝，这是呼吸的先兆
孕5月	（1）身长23~25 cm，体重约300 g，此时胎儿差不多有一个鸭梨那么大； （2）可听到胎心音，有胎动； （3）胎儿长出指甲，能吸入、吐出羊水，能做细致的动作如并拢手指，还能做出高难度动作如翻身、打滚； （4）胎儿的感觉和运动神经开始发育，能对外界声音和光线刺激做出回应
孕6月 白色胎脂	（1）身长约30 cm，体重650~700 g； （2）胎儿开始长出眉毛、睫毛，身上覆盖了一层黏滑的白色胎脂； （3）胎儿开始产生微弱的视觉，呼吸系统、骨骼和肌肉会进一步发育； （4）外生殖器已经形成，可判断出胎儿性别

续表 3-1

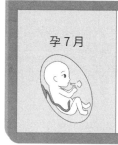

孕 7 月	(1) 身长 35~38 cm，体重约 1000 g； (2) 胎儿开始睁眼，痛觉形成，视觉、味觉敏感，听觉发育完全，大脑进入发育高峰期，睡眠周期形成，胎儿开始做梦

三、孕中期产检

孕中期孕妈妈要开始定期做产检了，产检的频率为每隔 4 周检查一次，若孕妈妈身体出现不适或有其他异常情况，须及时就医。通过孕中期产检（表 3-2）筛查疾病，排查胎儿畸形，了解胎儿的生长发育情况和孕妈妈的健康状况。

表 3-2 孕中期产检一览表

检查时间	基本检查	必查项目
孕 15 ～ 20 周	分析首次检查的结果，包括建档、B超(测NT排畸)、妇科检查、体重、血压、肝肾功能检查、血常规、尿常规、乙肝五项、血型、传染病检查、胎心等	(1) 唐氏筛查 (2) 无创 DNA 检测 / 羊水穿刺 (若唐氏筛查结果为高风险者，须进行羊水穿刺来进一步确诊)
孕 20 ～ 24 周	包括血常规、尿常规、体重、血压、胎心、宫高等	四维彩超 (排查畸形)
孕 24 ～ 28 周	包括血常规、尿常规、体重、血压、胎心、宫高等	铁蛋白、叶酸检测、口服葡萄糖耐量试验 (糖尿病筛查)

四、贫血

贫血是整个孕期较为常见的一种并发症，在孕中期更容易发生，贫血以缺铁性贫血最为常见。发生贫血时，孕妈妈会常感到头晕目眩、难以集中注意力、全身乏力等。孕期贫血会使孕妈妈抵抗力下降，增加感染和孕期并发症如妊娠期高血压的风险。孕期轻度贫血对胎儿影响较小，中重度贫血会影响胎儿的生长发育，增加早产、死产、新生儿窒息的风险。

当孕妈妈外周血血红蛋白＜110 g/L，可以诊断为妊娠期贫血，血红蛋白≤60 g/L时为重度贫血。发生贫血时，孕妈妈应及时就医。

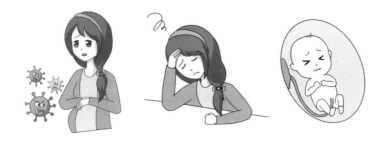

五、唐氏综合征筛查

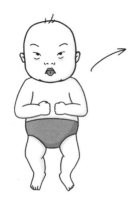

●唐氏综合征是由于第21对染色体增加1条而引起的，包括智力低下、短头、鼻梁低平、睑裂外角上斜、内眦赘皮、伸舌、猿掌、小指向内弯曲、先天性心脏病等多发性先天畸形，也称21三体综合征、先天愚型，是产前筛查的重点项目。

唐氏综合征的筛查时间为孕 16 ～ 20 周，筛查方法是抽取孕妈妈的血液，检测血清中甲胎蛋白、人绒毛膜促性腺激素以及游离雌三醇的浓度，并结合孕妈妈的年龄、体重、预产期等来计算生出唐氏征患儿的危险系数（大于 1/270 为高风险，1/270 ～ 1/1000 为临界风险，小于 1/1000 为低风险）。唐氏综合征筛查得到的结果不是有无唐氏综合征患儿，而是提示生出唐氏综合征患儿的风险大小，如果结果是高风险，需进行羊水穿刺检测，进一步评估危险性。无创 DNA 是筛查手段，不能代替羊水穿刺。

六、妊娠期糖尿病筛查

妊娠期糖尿病（GDM）是指在妊娠期间发生的糖代谢异常。孕中、晚期正常空腹血糖值 < 5.1 mmol/L，若空腹血糖值 ≥ 5.1 mmol/L，则可以诊断为妊娠期糖尿病。妊娠期糖尿病的高危因素：年龄 > 30 岁、肥胖、有糖尿病家族史、巨大儿分娩史、无原因反复流产史、胎儿畸形史等。

妊娠期糖尿病常用的筛查方法是口服葡萄糖耐量试验（OGTT）。

75 g OGTT 方法：

 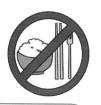

● 检查前 3 天每日摄入的碳水化合物不少于 150 克，检查前禁食至少 8 小时。

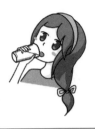

●检查时，5 分钟内口服糖水 200～300 mL（将 75 g 葡萄糖溶于 200～300 mL 水中），分别测定孕妇服糖前及服糖后 1、2 小时的静脉血糖水平。

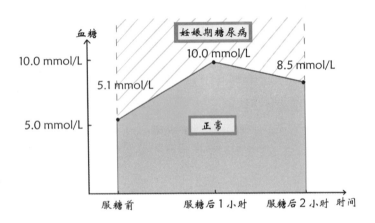

（一）血糖监测

1.〖自我监测方法〗准备好血糖仪、试纸、采血针，测量指端末梢血糖水平。测量前清洁消毒指腹，打开血糖仪并将试纸插入。测量时挤压指腹两侧至指端前 1/3 处，针刺指腹，用洁净的棉签将第一滴血拭去，将血滴在试纸上并完全覆盖测试孔。测量完用棉签按压采血部位片刻，记录血糖测量值。

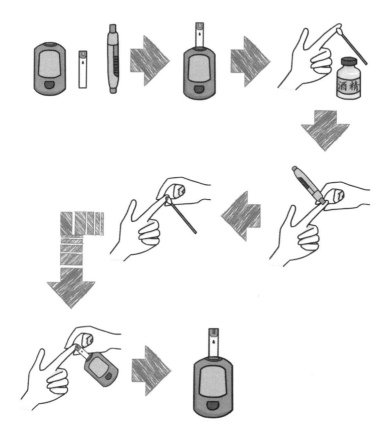

2.〖监测时间和频率〗妊娠期糖尿病的孕妈妈血糖稳定者，每周至少监测一天血糖，每天测量 4 次，分别在晨起空腹时、三餐后两小时进行测量。有糖尿病病史或患有妊娠期糖尿病血糖不稳定者或需要胰岛素治疗的孕妈妈，须每天测量 7 次血糖，分别在三餐前、三餐后 2 小时及夜间睡前进行测量，血糖控制不理想或出现明显异常的孕妈妈须及时就医。

3.〖血糖值〗正常孕妈妈空腹血糖为 3.9 ～ 5.1 mmol/L，餐后两小时血糖 ≤ 6.7 mmol/L。

妊娠期糖尿病的孕妈妈血糖的控制标准为餐前血糖 ≤ 5.3 mmol/L, 餐后 1 小时血糖 ≤ 7.8 mmol/L, 餐后 2 小时血糖 ≤ 6.7 mmol/L, 夜间血糖 ≥ 3.3 mmol/L。

有糖尿病病史的孕妈妈血糖的控制标准为餐前、夜间血糖为 3.3 ～ 5.6 mmol/L，餐后峰值血糖为 5.6 ～ 7.1 mmol/L。

七、体重管理

孕妈妈体重增长维持在合理范围内，能降低孕期并发症如妊娠期糖尿病的风险，减少巨大儿、早产、胎儿窘迫、新生儿低血糖等情况的发生，所以每位孕妈妈都要关注自己的体重变化，做好体重管理。建议家中备好体重秤，每周至少测量一次体重，并准确记录。

（1）选择清晨起床排便后、早餐前进行测量，每次选择同一时间点、同一体重称进行测量，确保准确性。

（2）每周体重增长不超过 500 克。

（3）若体重增长过多，需控制饮食，同时适当增加运动量。

（4）孕期体质指数及体重增长范围见表 3-3。

表 3-3 孕期体质指数及体重增长范围

体质指数 /kg/m²	单胎孕妇		双胎孕妇
	孕期总增重 /kg	孕、中、晚期每周增重 /kg	孕期总增重 /kg
＜ 18.5	12.5 ～ 18	0.51(0.44 ～ 0.58)	
18.5 ～ 24.9	11.5 ～ 16	0.42(0.35 ～ 0.50)	17 ～ 25
25 ～ 29.9	7 ～ 11.5	0.28(0.23 ～ 0.33)	14 ～ 23
≥ 30	5 ～ 9	0.22(0.17 ～ 0.27)	11 ～ 19

八、胎教

孕 4 月左右胎儿对来自外界的声音刺激逐渐敏感，可以开始胎教了。进行胎教时孕妈妈宜保持愉悦的心情并将胎教融入生活中，如可以在起床时跟胎儿打招呼，工作时适当听音乐，打扫卫生时哼唱歌曲，休息放松时跟胎儿讲故事，入睡前跟胎儿道晚安等。胎教的方法有听音乐、跟胎宝宝说话、阅读、欣赏、触摸等。胎教可以结合多种方法同时进行。

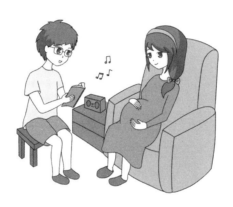

1. 〔听歌〕选择一些高雅、舒缓的音乐或轻快的儿歌，孕妈妈可边听边哼唱，这能刺激胎儿大脑细胞的形成，锻炼听力。注意听歌时间不要太长，声音不要太大，以免损伤胎儿的听力。

2. 〔说话〕可跟胎儿聊天，将自己的见闻感受生动形象地告诉他（她），这能丰富胎儿的精神世界，促进智力的发育。胎儿的爸爸也可经常跟胎儿聊天，这样更能吸引胎儿的注意。

3. 〔阅读〕阅读一些优美的散文、诗集或童话故事。

4. 〔欣赏〕看一些优美作品或风景。

5. 〔触摸〕动作轻柔，来回地抚摸腹部，轻轻地做一些按压和拍打的动作，也可用手轻轻推动胎儿。

九、胎动

胎动是指胎儿在子宫内的躯体活动，胎儿的活动触及子宫壁时，孕妈妈可以感知到胎动。胎动是胎儿的特殊表达方式，能反映胎儿在宫内生长发育的情况。通常在孕 18 ～ 20 周孕妈妈可以开始感知到胎动。

（一）胎动特点

胎动在孕中期的不同月份会呈现出不同的特点。

1.〖孕五月〗胎动范围在脐部下方，由于胎儿运动量小且不激烈，孕妈妈能感受到细小的胎动，但有时会不明显。

2.〖孕六月〗胎动范围在靠近脐部处，也会向两侧扩大，由于胎儿运动量大且激烈，孕妈妈能感受到明显的胎动。

3.〖孕七月〗胎动范围在靠近胃部处，也会向两侧扩大。尤其是脂肪层比较薄的孕妈妈能感知到明显的胎动。

（二）胎动的自我监测

数胎动时通常选择卧位或坐位，每天早、中、晚各监测一次，每次监测一个小时，计数一个小时内的胎动次数。胎动的计数方法：若胎儿动了一次则记为一次胎动，若胎儿一下连续动了很多次，仍记为一次胎动。将 3 个时间段的胎动次数相加乘以 4，即为 12 小时的胎动次数。12 小时的胎动次数在 30 次以上则为正常。胎动正常是胎儿向孕妈妈传递他在子宫内感觉良好的讯号。

（三）异常胎动

1.〖胎动过少〗通常指 12 小时的胎动次数少于 20 次或每小时胎动次数少于 3 次或比前一天增加或减少 1/2 以上，说明胎儿处于缺氧状态。

2.〖胎动过频〗每小时胎动次数在 10 次以上，通常是胎儿早期缺氧的表现，这时孕妈妈需要提高警惕。

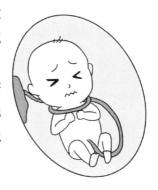

3.〖急促胎动后突然停止〗当脐带打结或绕颈时，胎儿很可能会出现呼吸急促、缺氧等现象，此种情况说明胎儿比较危险。

胎动异常时，须立即就医。

十、胎心音

胎心音是胎儿的心跳声，一般在第 12 ～ 20 周产检时可用超声多普勒胎心仪检测到。正常胎心率为 110 ～ 160 次 / 分，若胎心率＜ 110 次 / 分或＞ 160 次 / 分，可间隔 10 ～ 20 分钟重复听一次，若频繁出现此现象应及时治疗。

十一、血压

在产检时测血压或在家中准备血压计测量血压，做好记录。测量前要放松、不饮用浓茶或咖啡、不食用刺激性食物；运动后先休息 15 分钟再测量；测量时不要说话、屏气。宜选择同一时间、同一部位、同一体位、同一血压计进行测量。有高血压病史或患有妊娠期高血压的孕妈妈，应每天监测血压。血压值的正常范围：收缩压为 90 ～ 139 mmHg，舒张压为 60 ～ 89 mmHg，当血压值超过 140/90 mmHg 时，则有妊娠期高血压的可能 。

十二、羊水

羊水是充满于羊膜腔内的液体，孕早期主要源于孕妈妈的血清，孕中期以后主要源于胎儿的尿液。羊水量会随着胎儿发育逐渐增加，妊娠 8 周时为 5 ～ 10 mL，妊娠 36 ～ 38 周时可达高峰，为 1000 ～ 1500 mL，足月妊娠时羊水量为 800 ～ 1000 mL。

羊水能保护胎儿，防止其肢体粘连并使其能自由活动；具有保温功能，可以给胎儿提供一个良好的发育环境；帮助维持体液平衡；也可减轻胎动给孕妈妈带来的不适感；临产时有利于扩张宫颈；破膜后可润滑产道，有利于产程进展，降低感染风险。

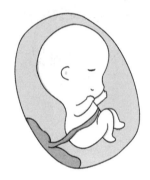

羊水量超过 2000 mL 为羊水过多，会导致孕妈妈呼吸急促和消化不良等，引起胎位不正。羊水量少于 300 mL 为羊水过少，不利于胎儿活动，孕妈妈的胎动感更加明显。羊水过于浑浊时会导致胎儿缺氧，出现胎动减少。

十三、饮食与营养

进入孕中期，胎儿开始迅速地生长发育，孕妈妈孕吐反应逐渐消失，食欲开始增加，需维持前期的膳食平衡，饮食宜多样化，避免偏食、挑食，选择合适的营养补充剂，增加优质蛋白的摄入，以满足胎儿和孕妈妈的营养需求。

十四、叶酸、碘、铁和钙的补充

1. 〖叶酸和碘〗同孕早期。

2. 〖铁〗孕中期的孕妈妈是缺铁性贫血的高危人群。宜在医生指导下补充铁剂，如富马酸亚铁、硫酸亚铁等；还可补充含铁丰富的食物，如蛋黄、动物血和肝脏、瘦肉、紫菜、海带和黑木耳等；补铁时加服维生素 C 有利于促进铁的吸收，可服用维生素 C 片或食用富含维生素 C 的食物，如柑橘类、西红柿等；补铁时避免饮用浓茶、咖啡，以免影响铁的吸收。

3.〖钙〗孕期钙摄取不足可能会影响胎儿牙齿、骨骼的生长发育。按照中国营养协会推荐，进入孕中期孕妈妈每日应补充 300 ～ 500 mg 钙剂，摄取 300 mL 左右牛奶或其他奶制品以确保每日钙摄取量达到 1000 mg。常见含钙量较高的食物包括豆类、奶类、虾皮及其他海产品、深色蔬菜等；补钙时可加服维生素 D 或常晒太阳，促进钙的吸收。补钙时避免食用菠菜、苋菜、竹笋、碳酸饮料、咖啡等，以免影响钙的吸收。

十五、运动和睡眠

孕中期选择适时、适量、适当的肌肉锻炼，不仅有助于增强孕妈妈腹肌、盆底肌等肌肉的力量，帮助孕妈妈顺利分娩，还能促进胎儿发育，同时纠正孕妈妈不正确的身体姿势，有助于减轻孕妈妈的身体不适和对胎儿的影响。孕中期可结合自身情况选择合适的运动方式。充足的睡眠有利于孕妈妈自身健康和胎儿的生长发育。

（一）运动注意事项

1.〖运动特点〗宜轻松缓慢，以自身不感到疲劳为度，要限制运动量，运动时心率不能过快。如果出现不适或异常情况如胎动减少或阴道流血等情况，应立即停止运动，及时就医。

2.〖宜做的运动〗如散步、孕妇瑜伽、妊娠操、盆底肌训练、姿势训练等。

3.〖不宜做的运动〗如攀爬、骑自行车、打羽毛球、长跑、弯腰下蹲，以及需要久坐、久站的运动等。

运动时应有人陪伴，防止发生损伤或意外。运动后要补水，出汗后不要立即脱衣服、冲凉，以防感冒。

(二) 运动方式

1.〖姿势训练〗

- 头部直立，保持下巴抬起，耳垂与肩峰在一个平面。
- 将肩膀向后向下拉，同时将胸腔向上拉。
- 收缩腹部以支撑婴儿，将臀部收紧，稍微将耻骨往上提。
- 稍弯曲膝盖，减轻身体在脚上的重量。
- 可以常做抬脚后跟练习，增强足底筋膜力量，改善和预防平足和足底疼痛

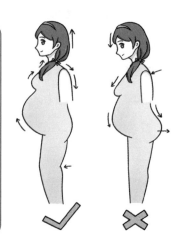

2.〖孕妇瑜伽〗

(1) 猫伸展式：

- 双膝跪地，双手撑地，两腿分开与肩同宽，保持手臂和大腿与地面垂直，眼睛平视前方。吸气时，臀部向上翘起，腹部下沉，胸部向上提升，头慢慢抬起，不要耸肩，眼睛看向斜上方。呼气时，缓慢地吐气，背部拱起，腹部收紧，脊柱形成一个拱形，此时头部慢慢向下，眼睛看向大腿。

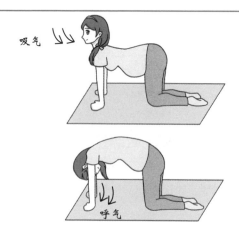

吸气

呼气

（2）弓步移动式：

> ● 双膝跪地，与肩同宽或比肩稍宽，双手撑地，将左腿慢慢移到前侧。吸气时，身体缓慢前移，直到膝盖与脚踝垂直。呼气时，身体缓慢后移，直至左腿伸直，并放低臀部。同理重复右侧。

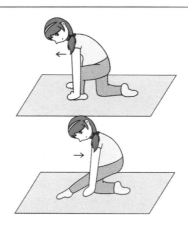

3. 〖妊娠操〗

（1）伸展运动：

> ● 保持站立尽量拉直腰背，调整好呼吸。呼气时蹲下，动作缓慢，不宜过快，蹲的幅度以自己承受能力为准，可保持1~2个呼吸。再次吸气时，缓慢站起，始终保持自然顺畅的呼吸，反复练习。

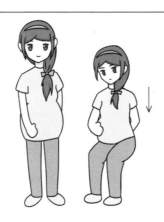

● 双腿盘坐，保持呼吸平稳做手臂抬起—放下动作，左右上肢交替进行。双腿打开向前伸平，身体前屈，左手伸直尽量摸到脚尖。同理重复右侧。

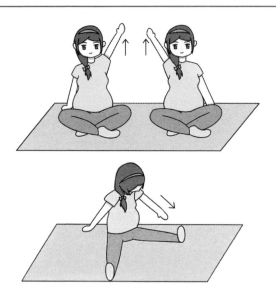

（2）腹部运动：

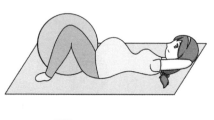

● 平躺在瑜伽垫上，双手交叉枕于头后，将瑜伽球夹在两腿之间。呼气时双手托起头部使头部稍稍抬高，再结合自身状况，腹部稍稍用力；缓慢吸气，恢复平躺姿势。

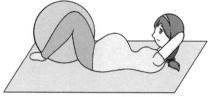

（3）骨盆运动：

> ● 双腿分开坐在瑜伽球上，尽量保持上身与大腿垂直，大腿与小腿垂直。不要踮脚，双脚踩稳，坐稳，然后保持上半身直立，骨盆做左右或者上下小幅度摇摆。

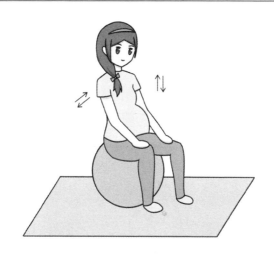

4. 〔盆底肌训练〕

随着胎儿的生长，子宫的大小和重量日益增加，孕中期是训练盆底肌的最佳时期，每次可按照下述方法进行，训练时以身体无不适、自身不感到疲劳为宜。

（1）感知训练：

1）情境想法感知：丝巾练习法、太阳练习法等。

丝巾练习法：仰卧在舒适的床上或者垫子上，想象自己没有穿衣服，感受下半身覆盖了一条薄如空气、舒适亲肤的丝巾，将注意力集中在阴道肌肉上。呼气时，想象着阴道小心翼翼地把丝巾向内拉，吸气时再掀开，不断重复这个阴道练习。注意呼吸节奏均匀，尽量深吸慢呼。

太阳练习法：仰卧在舒适的床上或垫子上，想象自己的腹部中心有一个太阳。吸气时，感受太阳向各个方向发出光芒，腹部变得敞亮又温暖；呼气时，太阳的光芒收回，同时也体会盆底肌跟随着呼气时的气流收缩。伴随着呼吸节奏反复感受盆底肌的收缩与放松。

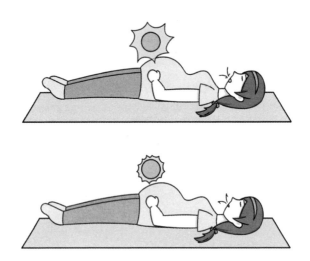

2) 利用物体或者不同体位感知盆底肌肉的收缩与放松。

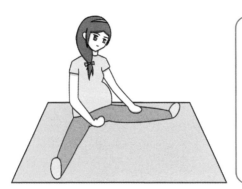

● 坐在瑜伽垫上，双腿张开，将手掌置于骨盆底部，盆底肌正确用力时，手指能感觉到肌肉向上滑动。注意腹部、臀部不能用力。

● 双腿张开坐在瑜伽球上，大腿用力将臀部微微抬起，用意念控制盆底肌收缩，感觉球表面恢复原状，放松时，球面凹陷，臀部坐于球上。此动作可以借助于大小不一样的球反复练习。

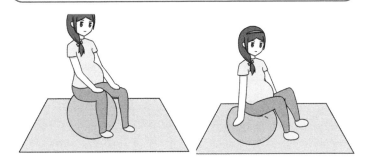

● 坐在椅子上，骨盆下放一块毛巾，双腿张开。盆底肌运动时，想象把毛巾往身体里面抓。

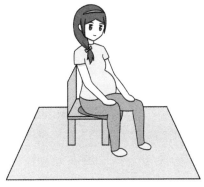

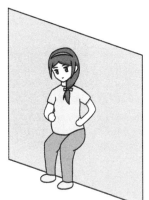

● 背靠墙壁，想象自己坐在椅子上，将意念集中在骨盆上，让盆底肌收缩，注意腹部放松，不要蹲太低。

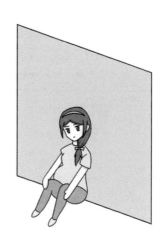

● 以轻松舒适的姿势倚靠墙壁坐下，双腿屈膝张开与肩同宽，膝盖不要往内侧靠拢，将意念集中在盆底部，交替收缩、放松盆底肌。

（2）慢肌纤维收缩与强化：

盆底阶梯式上升：口中发出"fufufu……"的声音，感受盆底一层一层地向上升，尽可能上升到想象的第三层，提升盆底的整个面，而不是提升括约肌，维持5秒后，充分放松再进行下一次，始终保持规律呼吸。

盆底阶梯式下降：口中发出"fufufu……"的声音，感受盆底肌在想象的第三层，通过渐渐放松盆底来一层一层地"下楼梯"，直到下到第一层后，维持5秒后，充分放松再进行下一次，始终保持规律呼吸。

（3）快肌纤维收缩与强化：

拔草训练：想象盆底肌肉在做拔草练习，可想象草在松松的土里，只需要一点点力就可以拔出，也可想象草长得结实，需要耗费更大的力气才能拔出等。

爆破音练习：口中发出"p、t、k"的声音，同时尝试将注意力集中在尿道口、阴道口、肛门口使其快速收缩，然后放松，重复多次。

(三)睡眠

孕妈妈应保证睡眠充足，休息时长因人而异，以休息好为宜。每日可适当午睡，晚上宜早睡、不宜熬夜。

睡眠姿势宜采取左侧卧位，适当进行左右交替，减轻增大子宫的压迫作用。选择床垫时以舒适为原则，不宜过软，以免影响翻身。

睡前少喝水，减少夜尿次数，不宜饮用浓茶、咖啡或食用刺激性食物，不宜吃得过饱；睡前用温水泡脚，听舒缓的轻音乐，卧室灯光宜柔和，环境安静有助于睡眠。

十六、日常生活

(一)衣着

孕妈妈的衣着宜选择宽松柔软、透气性和吸湿性好的纯棉或真丝面料、型号合适的孕妈妈服。鞋子宜选择底软、有弹性、透气、防滑、穿脱方便的平底鞋。

(二)口腔护理

坚持早晚刷牙，三餐进食后漱口。选择刷毛柔软的牙刷。若牙缝仍有食物残渣，可使用牙线剔牙。

少吃坚硬和刺激性食物，牙龈炎时宜吃软食或富含维生素 C 的食物。平时可做上下叩齿动作，增强牙齿的坚固性。

(三)清洁卫生

以淋浴为主，避免盆浴。淋浴时间不宜过长，浴室使用防滑垫，设置扶手，防止摔倒。

1.〖乳房清洁〗用温水清洗乳房，动作宜轻、缓慢，清洗时可一只手托起乳房，另一只手沿着顺时针方向揉搓。乳头有污垢积聚和痂皮较厚时不要强行擦拭，可涂抹植物油或润肤乳，待痂皮软化后再清洗。

2. 〖会阴部卫生〗孕期由于体内激素水平增高，白带等分泌物会增加，须加强会阴部的清洁卫生，避免感染。不宜盆浴，宜用干净、流动性的温水清洗会阴部。不宜使用护理液、碱性肥皂、高锰酸钾等，以免破坏阴道内的酸性环境。内裤需勤更换，勤清洗，在阳光下暴晒以充分杀菌。

（四）做家务

可适当做些力所能及的家务，避免提重物或站在高处晾衣服等，确保安全。

（五）晒太阳

太阳光可促进体内维生素 D 的合成，有利于骨骼生长，能预防胎宝宝佝偻病的发生，所以整个孕期要经常晒太阳哦！晒太阳时注意不要隔着玻璃晒，冬季可经常外出晒太阳，时间不少于 1 个小时，夏季要避免暴晒。

（六）改变体位

改变体位时动作宜缓慢，幅度不可过大，可借助身旁物体作支撑物，或在家人帮助下改变体位，确保安全。

（七）外出防护

孕妈妈外出应做好防晒措施，如使用遮阳伞、遮阳帽等。

疫情期间或流感流行季节须戴口罩，与他人保持一米以上的社交距离。

（八）避免接触的物质、场所

避免电离辐射，如 X 射线、γ 射线等，减少手机、电脑的使用；避免接触有毒气体、刺激性物品等；避免去拥挤、喧嚣的场所，尽量避免噪声。

（九）改变不良生活习惯

孕妈妈抽烟、饮酒很可能会导致胎儿发育不良，出现出生缺陷，甚至死胎和自然流产。

孕妈妈长时间使用手机、熬夜也会影响到胎儿的生物钟，进而影响胎儿的生长发育。

一些不良姿势，如跷二郎腿、弯腰、久坐或站立等，会增加孕妈妈颈椎和腰部的压力，使胎宝宝感觉到不适。

十七、情绪和心理

孕中期因身体外形改变（增大胀痛的乳房、增粗的腰身、令人烦恼的小痘痘、蝴蝶斑等）、激素水平的显著变化以及一些不适症状常常会导致孕妈妈的情绪和心理变化。孕妈妈要注意提醒自己，这些都是孕期正常反应，同时学会调适自己的情绪，积极应对才会有利于自身和胎儿的健康。

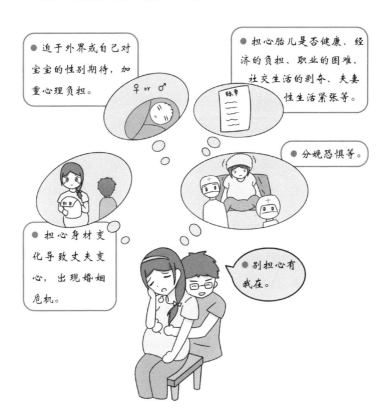

第二部分　问题小锦囊

一、皮肤瘙痒该怎么办？

孕期发生皮肤瘙痒可能与很多因素有关，比如过敏、蚊虫叮咬、皮肤干燥、激素变化等，须就医排除有无妊娠期肝内胆汁淤积症。

● 避免接触过敏原。

● 洗浴时水温不宜太高，不宜使用碱性肥皂，冬天可适当减少沐浴次数，洗浴后涂抹温和无刺激的保湿霜，保持皮肤清洁湿润。

● 瘙痒时不要挠抓皮肤，可在医生指导下用药。

二、腿部抽搐怎么办？

抽搐也称肌肉痉挛，是指肌肉不自主地强烈收缩，以腿部肌肉痉挛最常见。多与钙镁离子水平低、过度劳累、寒冷、睡眠姿势不当等有关。发生腿部抽搐要根据不同的原因采取不同的对策来解除痉挛和止痛。

● 低钙血症引发者，予以补钙并促进钙的吸收利用。

● 过度疲劳引发者，用热水泡脚或用湿毛巾热敷小腿，并轻轻按摩。

● 寒冷引发者，注意保暖，避免直接对着空调吹冷气。

● 睡眠姿势引发者，睡觉时采取左侧卧位，改善腿部的血液循环。白天适量运动，促进血液循环。

● 发生抽搐时，可立即下床行走，也可轻轻伸展腿部或勾脚，即向身体方向使劲扳脚趾，让脚板翘起处于绷直状态，抑或抖腿后抬高腿部等，以此缓解痉挛和疼痛。

三、孕中期可以进行性生活吗?

孕中期在胎儿相对稳定的情况下，可适度地进行性生活。性生活时注意不宜过于激烈，不能压迫孕妈妈的肚子，可采用侧卧位或前倾体位。性生活时需使用避孕套。

如果孕期检查提示有前置胎盘，那么孕妈妈在整个孕期都应禁止同房。

四、孕妈妈为什么要做血型检测(ABO 血型和 Rh 血型)?

孕妈妈做血型检测是为了防止孕妈妈与胎儿 ABO 血型或 Rh 血型不合时，发生溶血反应。溶血反应一旦发生，可能引起胎儿红细胞破坏，导致胎儿贫血甚至死亡; 还可引发新生儿黄疸、贫血、智力障碍等甚至死亡。当孕妈妈血型为 O 型，胎儿为 A 型、B 型或 AB 型时，或当孕妈妈血型为 Rh 阴性，胎儿为 Rh 阳性时，都有可能发生溶血反应。

五、怀孕后患上糖尿病怎么办?

妊娠合并糖尿病包括糖尿病患者妊娠和妊娠期糖尿病。妊娠期糖尿病是妊娠期间发现或发病，因糖耐量异常引起的不同程度的高血糖。

● 饮食的基本原则为出入平衡、少量多餐，为避免晚餐与第二天早餐间隔时间过长，可在睡前补充少量点心。

● 避免食用含精制糖类（白砂糖、绵白糖、红糖、冰糖等）的食物和饮料，补充蛋白质，多摄入高纤维食物，如糙米、五谷，多摄入新鲜的蔬菜水果。

● 尽早就医，获得专业医生及营养师的正确治疗和营养指导。

● 控制体重，坚持锻炼，宜选择有氧运动，以不感到疲劳为度。

● 监测血糖，根据医嘱使用控糖药物。

六、出现孕中期情绪反应该怎么办？

除了可以继续使用孕早期情绪反应的调节方法，还可以采用以下方法调节情绪。

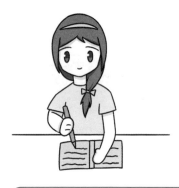

- 布置一个温馨的环境：适当添置婴儿用物，在醒目位置贴一些美丽动人的画片，如把喜欢的漂亮宝宝的照片贴在卧室里。
- 记心情日记：每天记录一下自己的心情。

- 坚持每天胎教，与"宝宝"交流，增加母婴之间的情感联结：如每天花几分钟同宝宝说几句悄悄话，悄悄告诉宝贝"外面天气真好！阳光明媚"；同宝宝讲述自己的心情、对未来的期待等；与宝宝一同听音乐，讲述你对音乐的感受等。

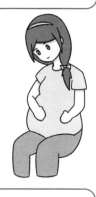

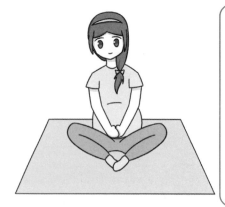

- 孕妇瑜伽是一项关于身体、心理以及精神的放松练习，通过运动身体和调控呼吸，以控制心智和情感，保持健康的身体；练习应以舒缓轻柔的动作为主；时间不宜超过15分钟；练习期间出现身体不适，应及时停止。

『孕晚期是指妊娠 28 周至分娩结束的一段时期。』

第一部分 知识小课堂

一、孕妈妈的变化

进入孕晚期，孕妈妈的身体会发生以下变化：

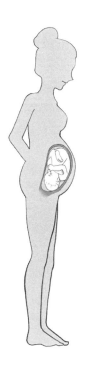

- 腹部凸起明显：身体负荷逐渐达最高峰，身体变得笨拙，容易感到疲劳。

- 出现初乳：挤压乳房可有数滴稀薄黄色液体溢出，量不多。

- 出现假性宫缩：分娩前数周，子宫肌肉较敏感，将会出现不规则的子宫收缩，持续的时间短，力量弱，或只限于下腹部或腹股沟区。这种宫缩没有规律性和周期性，也不会有疼痛感。部分孕妇甚至在中孕期就能感受到不规律的宫缩。

- 可有尿频、尿失禁、食欲下降、胃胀气、呼吸不畅等情况出现。这是由于子宫的压迫以及激素的作用。临近分娩，胎儿入盆，会压迫膀胱，导致尿频的症状更明显，但呼吸较之前通畅，食欲好转。

- 可出现耻骨分离痛和腰背痛。耻骨分离痛的孕妈妈宜选择侧卧位休息，活动时间不宜过久，必要时可在医生指导下佩戴骨盆矫正带、在产前需特别加强盆底肌锻炼。床上活动时，缓慢平行移动脚和臀部；下地活动时，双膝并拢碎步慢行，时间不宜过长。腰背痛的孕妈妈可以按摩或热敷腰背部。

二、胎儿的发育

　　孕晚期胎儿已经在为出生做准备了，模样也越来越像妈妈期待中的样子了，那么孕晚期胎儿的生长发育是什么样子呢？我们来一起了解（表 4-1）。

第四篇 孕晚期

表 4-1 孕晚期胎儿发育一览表

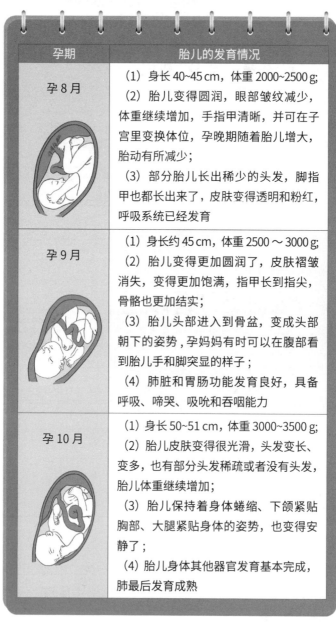

孕期	胎儿的发育情况
孕 8 月	（1）身长 40~45 cm，体重 2000~2500 g； （2）胎儿变得圆润，眼部皱纹减少，体重继续增加，手指甲清晰，并可在子宫里变换体位，孕晚期随着胎儿增大，胎动有所减少； （3）部分胎儿长出稀少的头发，脚指甲也都长出来了，皮肤变得透明和粉红，呼吸系统已经发育
孕 9 月	（1）身长约 45 cm，体重 2500～3000 g； （2）胎儿变得更加圆润了，皮肤褶皱消失，变得更加饱满，指甲长到指尖，骨骼也更加结实； （3）胎儿头部进入到骨盆，变成头部朝下的姿势，孕妈妈有时可以在腹部看到胎儿手和脚突显的样子； （4）肺脏和胃肠功能发育良好，具备呼吸、啼哭、吸吮和吞咽能力
孕 10 月	（1）身长 50~51 cm，体重 3000~3500 g； （2）胎儿皮肤变得很光滑，头发变长、变多，也有部分头发稀疏或者没有头发，胎儿体重继续增加； （3）胎儿保持着身体蜷缩、下颌紧贴胸部、大腿紧贴身体的姿势，也变得安静了； （4）胎儿身体其他器官发育基本完成，肺最后发育成熟

三、孕晚期产检

孕晚期产检频率增加，一般情况下，孕 28 ～ 36 周每两周产检一次，孕 36 周以后每周产检一次（表 4-2）。如出现异常应及时就医。

表 4-2 孕晚期产检一览表

检查时间	基本检查	特殊检查
孕 28 周	血压、体重、宫底高度、腹围、胎心率、血常规、尿常规等	妊娠期高血压筛查（检查水肿、蛋白尿等情况）
孕 30 周		
孕 32 周	同孕 28 ～ 30 周 + 胎心监护	B 超评估胎儿体重、羊水、胎位、胎盘位置、有无脐带绕颈；心电图；肝肾功能、凝血功能
孕 34 周		
孕 36 周		B 超检查：包括胎儿双顶径大小、胎盘功能分级、羊水量等；白带常规、B 族链球菌（GBS）检测；肝肾功能、血脂检查
孕 37 周		
孕 38 周		
孕 39 周		
孕 40 周		胎盘功能检查

四、妊娠高血压综合征筛查

孕妈妈年龄超过 35 岁，孕前患有高血压病、心脏病、糖尿病、肥胖症、贫血等疾病或怀有双胞胎者为妊娠高血压的高发人群。妊娠高血压综合征是指妊娠伴随血压升高的一种疾病，多发生在孕 5 月以后，孕晚期（尤其在孕 32 周以后）较为常见。妊娠高血压综合征可致孕妈妈胎盘功能低下，不能保证胎儿营养和氧气供给，影响其生长发育，严重者甚至危及母胎生命安全。

妊娠高血压综合征主要有三大表现：

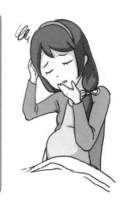

● 高血压：血压 ≥ 140 / 90 mmHg，或比基础血压高出 30 /15 mmHg；
● 蛋白尿：尿蛋白测定"＋"以上，或 24 小时尿蛋白定量 ≥ 0.3 g，妊娠期高血压合并蛋白尿被称为先兆子痫；
● 水肿：表现为凹陷性水肿，以踝部、小腿、大腿、腹部、背部、面部等部位最为明显，还伴随体重急剧增加，每周体重增长 ≥ 500 g。

五、饮食和营养

孕晚期胎儿生长速度以及孕妈妈新陈代谢均达到高峰，同时也要为分娩储备能量，因此孕妈妈需要更加全面、充足的营养供应。饮食需要粗细搭配，营养互补，宜以优质蛋白、矿物质、维生素含量丰富的食物为主，避免高热量、高脂、高盐食物。

六、叶酸、碘、锌、铜的补充

1.〖叶酸和碘〗同孕早期。

2.〖锌〗胎儿对锌的需求在孕晚期最高。因此孕妈妈要多摄入含锌丰富的食物，如鱼类、瘦肉、猪肝、蛋黄、大豆、蚕豆、花生等，但不要过量，以免抑制铁和铜的吸收；若口服补锌，避免空腹服用以及与牛奶同服。

3.〖铜〗铜是妊娠期必不可少的营养物质。孕晚期胎儿对铜的吸收增多，缺铜可导致胎儿发育不良或畸形，降低胎膜韧性及弹性，导致胎膜早破的发生风险增加。因此孕妈妈要多摄入富含铜的食物，如橘子、苹果、芝麻、蘑菇、海鲜、动物肝脏、红色肉类、坚果、豆类等，但不宜过量。如有必要，遵医嘱补充铜剂。

七、运动和睡眠

　　孕晚期适当的运动和呼吸训练有助于提高孕妈妈身体机能，促进顺利生产，帮助孕妈妈愉悦心情，提高睡眠质量。

（一）运动注意事项

　　（1）避免负重及剧烈运动，不宜长时间行走、久坐、久站。

　　（2）以舒缓的运动方式为宜，可进行呼吸训练。

（二）呼吸训练方法

　　1.〔胸式呼吸法〕深吸一口气，感觉两侧肋骨扩张达到极限时开始吐气。

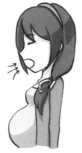

　　2.〔腹式呼吸法〕背后靠一个靠垫，伸直膝盖，身心放松，把手放到肚子上，开始用鼻吸气，吸气时感觉腹部上的手也随着吸气慢慢抬起，最大限度地使手抬得更高；然后缩唇缓慢吐出吸入的空气，呼气的力度要比吸气时大一些。

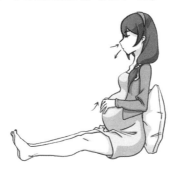

3.〖浅呼吸〗半卧位躺在床上，微微张唇，慢慢吸气，呼吸轻而浅，每次吸气和呼气间隔时间相等。

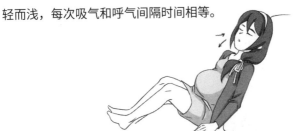

4.〖短促呼吸〗连续做几次短而急促的呼吸。

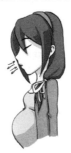

（三）睡眠

孕晚期由于尿频，胎动频繁，对分娩的焦虑、恐惧及身体不适，如呼吸不畅、耻骨分离痛及腰背痛等原因，孕妈妈的睡眠质量会下降。

小贴士：如何缓解不适，提高睡眠质量

- 继续保持孕中期的睡眠习惯。
- 睡前宜清淡饮食，避免食用辛辣刺激的食物。
- 面对焦虑、恐惧等心理情绪，要多和家人、朋友沟通交流，睡前可做一些呼吸练习，并保持心情放松，心无杂念。
- 胎动频繁时要保持情绪放松，可以用手摸摸肚子。
- 呼吸不畅时可适当垫高枕头。
- 耻骨分离痛和腰背痛的孕妈妈睡觉时可在两腿之间放一个软枕，也可使用孕妈妈护腰侧睡睡枕。
- 水肿或静脉曲张的孕妈妈睡觉时可抬高小腿。

八、日常生活

在身体不疲劳、能胜任工作的情况下，多数正常孕妈妈在孕晚期也是可以继续工作的，可以在预产期前 1 ～ 2 周回家待产。但不宜进行性生活，因为会增加早产、胎膜早破、胎盘早剥、感染的概率。

九、电子胎心监护

胎心监护图，简称胎监图，又称为胎心宫缩图。医生可及时观察到电子监护仪上显示的胎儿心率曲线与宫缩压力曲线，并以此来判断胎儿有无缺氧症状。孕妈妈可选择去医院进行胎心监护，也可在家使用远程电子胎心监护。

（一）电子胎心监护

通常孕 32 周开始做电子胎心监护，具体监测的频率根据孕检医生建议执行。宜选择饭后、坐位或左侧卧位、心情放松的情况下进行，时间约 20 分钟（若发现异常可适当延长）。

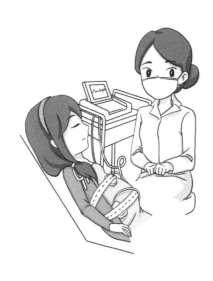

(二) 居家远程胎心监护

孕妈妈下载安装远程胎心监护应用程序，与手机进行绑定，将胎心监护传感器粘贴到肚子上，监测结果会实时上传到远程监护平台，实行动态监测和管理。孕妈妈能够在手机终端持续性地监测胎心率和宫缩压力，随时了解胎儿的健康状况。

十、拉玛泽分娩呼吸法

拉玛泽分娩呼吸法是一种利用呼吸转移注意力，减轻分娩疼痛的办法。孕妈妈可以从孕 7 月开始直至分娩前进行训练。通过对神经肌肉控制及呼吸技巧的学习，在分娩过程中适时应用，有利于放松肌肉、增强自信、加快产程，降低会阴损伤率。

(一) 胸部呼吸法

用鼻子深吸一口气，宫缩时开始吸气、吐气，反复进行，直至阵痛停止，恢复正常呼吸。（应用时间：分娩开始至宫口开 3 cm 左右时。）

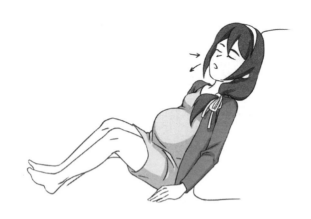

(二)嘻嘻轻浅呼吸法

此时完全用嘴吸气、吐气。首先用嘴吸入一小口空气，保持轻浅呼吸，并使吸入及吐出的气量相等，保持呼吸高位在喉咙，发出类似"嘻嘻"的声音。宫缩增强时呼吸加快，宫缩减弱时呼吸减缓。一次呼吸练习由持续 20 秒逐渐延长至 60 秒。（应用时间：宫口开 3 ~ 7 cm 时。）

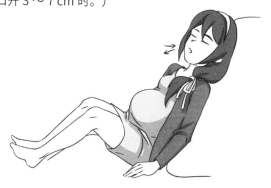

(三)喘息呼吸法

用力吐气后，深吸一口气，接着像吹气球一样快速做 4 ~ 6 次短呼气，可比嘻嘻轻浅呼吸还要浅，也可以根据宫缩强度变化调节呼吸速度。一次呼吸练习由持续 45 秒逐渐延长至 90 秒。（应用时间：宫口开 7 ~ 10 cm 时。）

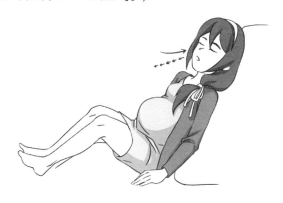

（四）哈气运动

宫缩开始，先深吸一口气，然后短有力地哈气，可浅吐1～4次，接着像吹蜡烛一样一次吐出所有的气。孕妈妈要以喘息的方式快速、连续地呼吸，直至不想用力为止。每次练习时间须达90秒。

（应用时间：宫口开 10 cm 开始，一直到第二产程的最后。此时孕妈妈有想向下用力的感觉，但要遵医嘱不要用力，以免造成会阴裂伤。）

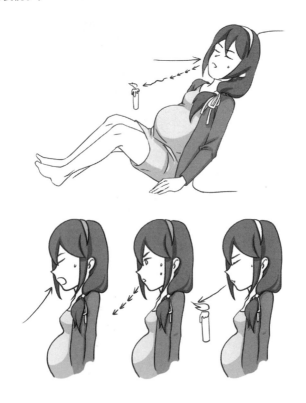

（五）闭气运动

宫缩开始时长吸一口气，随后憋气，向下用力。孕妈妈保持下巴前缩，略抬头的姿势。换气时，继续保持原姿势，马上呼气，接着快速吸满一口气，然后憋气，向下用力。每次至少持续 60 秒用力。（应用时间：宫口开全，可看到胎儿头部。）

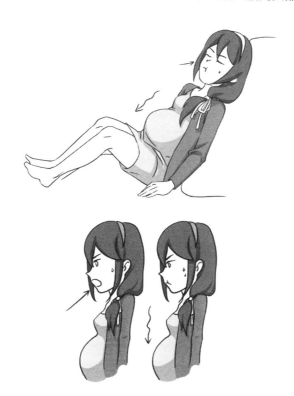

第四篇 孕晚期

十一、临产的征兆

1.〖宫缩〗孕妈妈感到腹部发紧，有一阵阵的坠胀感，多为夜间疼痛，白天消失，每次持续时间长短不一，通常小于30秒。此时为假宫缩，要注意休息和观察，避免刺激腹部。若腹痛越来越明显，间隔时间越来越短（开始时大概每10分钟出现1次宫缩，而后每隔4~5分钟就出现1次宫缩），持续时间越来越长（常大于30秒），则提示已出现规律宫缩，此时就可以去医院待产了。

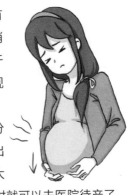

2.〖见红〗阴道出现淡淡的血丝，量不多。常发生于分娩前24～48小时，有些发生在一周内，是分娩启动的较为可靠指征。若流出鲜血，超过月经量，或伴有频繁腹痛感，须立即就医。

3.〖破水〗又称胎膜早破，是指在临产前胎膜破裂，孕妈妈感到有较多液体从阴道流出，此时须立即就医。

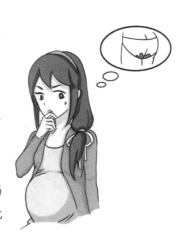

十二、分娩方式

"十月怀胎，一朝分娩"，用什么分娩方式迎接小天使的到来呢？是自然分娩还是剖宫产？

（一）自然分娩

自然分娩是人类繁衍中正常的生理过程和本能行为。自然分娩时的宫缩阵痛以及激素的作用可促进产程进展及产后乳汁的分泌，有利于尽早哺乳及母婴感情的建立，有利于孕妈妈身体恢复。分娩过程中规律的宫缩及产道的挤压有助于将胎儿呼吸道内的羊水及黏液排出，利于胎儿呼吸功能的发育，降低新生儿肺炎的发生率；可从母体中获得免疫物质，早期母乳喂养的新生儿抵抗力较强，利于降低患病率；可刺激新生儿感觉器官，促进其运动协调能力、性格及智力的发展。

（二）剖宫产

剖宫产是解决难产和产科合并症、挽救产妇和围产儿生命的重要手术。术中发生大出血、羊水栓塞，术后产褥感染，再次妊娠发生切口妊娠、前置胎盘、胎盘粘连及植入、子宫破裂等并发症相较于阴道自然分娩的概率高。剖宫产胎儿由于未经历规律宫缩、产道的挤压，发生新生儿湿肺、呼吸窘迫综合征、感染性疾病、窒息等概率较高，此外也有可能影响其感觉综合能力的发育。

十三、正常分娩的三个产程

新生命的到来，母亲和胎儿齐心协力，痛并快乐着的旅程——三个产程。

（一）第一产程

第一产程又称为"宫颈扩张期"，是指从临产开始到宫口完全扩张。宫口扩张及胎头下降速度在宫口扩张 5 cm 之前进展较慢，之后明显加快。胎膜多在此时破裂，孕妈妈感觉腹痛明显，大便感强烈。

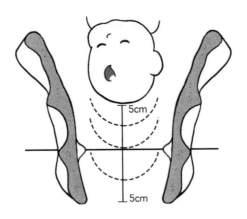

(二）第二产程

　　第二产程又称为"胎儿娩出期"，是指从宫口开全到胎儿娩出。此时宫缩最频繁，但疼痛感减轻，宫缩时孕妈妈有不自主想向下用力排便的感觉。

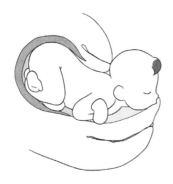 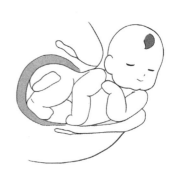

（三）第三产程

第三产程又称为"胎盘及胎膜娩出期"。胎儿刚娩出时，孕妈妈稍感轻松，数分钟后，感到轻微腹痛伴有少量阴道流血，随后胎盘剥离娩出。

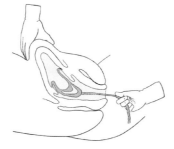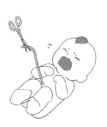

十四、情绪和心理

孕晚期孕妈妈因身体负荷逐渐达到高峰，会导致一些身体不适（疼痛、易疲劳、睡眠不适等），加上分娩日期的临近，孕妈妈会产生兴奋与紧张、焦虑的矛盾心理。管理好孕晚期情绪，合理减压，积极应对才会有利于母胎健康，促进顺利分娩。

（一）孕晚期常见的情绪反应

孕晚期常见的不良情绪反应主要有以下几个方面：

（1）孕晚期是孕妈妈过度负荷期，行动不便、睡眠障碍和疲惫常带来烦闷情绪。

（2）身材走样，对于身体的变化有一种强烈的不熟悉感。害怕自己变得不再有魅力，害怕丈夫不再喜欢自己。

（3）担心孩子性别不是自己和家人所预期。担心孩子出生后无人照料。

（4）担心分娩、育儿会出现经济上的负担。

（5）随预产期的临近，迫不及待地盼望孩子早点出生，但分娩恐惧感增强。

（6）各种病理状况如妊娠高血压综合征和贫血等也可能会导致孕妈妈焦虑与担忧。

(二) 妊娠期抑郁的概念

妊娠期抑郁是指孕期发生的以悲伤、空虚、胃口与睡眠变差、注意及记忆力下降、对事物丧失兴趣、出现自杀念头等为主要表现的一类疾病。尽管抑郁非常常见，但怀孕期间出现的抑郁更应引起重视，因为它不仅影响孕妇自身的健康及婚姻、家庭，还会对胎儿的情绪、行为、智力、认知能力的发展带来不良影响。目前，已有许多有效的治疗方法可以帮助孕妇克服妊娠期抑郁。

怀孕是女人一生中最快乐的时光之一，毕竟，你将迎来新成员加入你的家庭。但怀孕并不总是那么快乐，妊娠期间充满了压力和忧虑，以及无数的情感和身体变化。研究显示约有 20% 的孕妇在怀孕期间会出现一些抑郁症状，其中 10% 左右的孕妇可能发展为临床抑郁症。理性认识妊娠期抑郁，帮助准妈妈们渡过难关，是每个家庭都需要关注的问题。

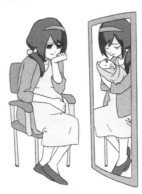

(三) 导致妊娠期抑郁的原因

妊娠期抑郁是由许多不同的因素引起的，主要包括以下几个方面：

(1) 大脑中多巴胺、5- 羟色胺等神经递质的改变。

(2) 怀孕期间体内激素水平的迅速变化。

(3) 各种社会心理因素，如遭遇重大的生活变故、经济困难、缺乏社会支持等。

(四) 妊娠期抑郁的早期识别

如果你：① 心情低落；② 有以下症状中的四种以上；③ 这些症状持续两周以上；④ 对你的生活、工作造成困扰。

如果这四点都符合，则提示你可能有妊娠期抑郁了，建议及时就医。

 对日常生活的兴趣下降或缺乏。

 精力明显减退或感到持续疲劳。

 出现睡眠困难或总是睡过头。

 体重减轻或食欲改变。

 易怒或情绪易波动。

 难以集中注意力。

 有自残或自杀的想法。

 思维困难或自觉思考能力显著下降。

 觉得自己很糟或觉得自己很失败等。

第二部分　问题小锦囊

一、在家"破水了"怎么办？

（1）立即就医。

（2）保持平躺，抬高臀部，不可直立或者坐起。

（3）在外阴下垫上干净的卫生巾，保持外阴清洁。

（4）保持镇定，不要过分担忧与恐惧。

二、如何缓解宫缩引起的疼痛？

1.〖无痛分娩〗通过使用镇痛药物来减轻疼痛。

2.〖增强自信、积极自我暗示〗告诉自己"我可以的！""宝宝快要出来了！"。

3.〖转移注意力〗和准爸爸聊聊天、下床走走、看看报纸、宫缩间歇期吃一点食物。

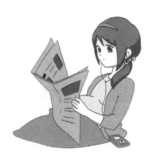

4.〖自我放松〗如深呼吸、改变体位、听音乐、做肌肉松弛训练、热敷腰背部等。

5.〖想象〗想象一下伴随着宫缩，宫口在慢慢扩张，宝宝快要出来了，并畅想一下和宝宝相处的场景。

6.〖按摩、压迫〗准爸爸可以帮忙按摩背部、肩膀、颈部、大腿、手脚等；双手握拳压迫腰骶部。

7.〖准爸爸的支持〗准爸爸要时时安慰、陪伴、鼓励孕妈妈。

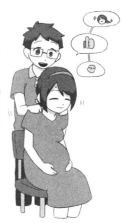

三、胎位不正怎么办？

正常胎位是指"枕前位"：胎儿纵轴与母体纵轴平行，胎头俯屈在骨盆入口，颏部贴近胸部，脊柱前弯，四肢屈曲交叉于胸前，形状类似椭圆。除此之外的其他胎位均属于胎位不正，若得不到纠正，在分娩时可导致难产，甚至危及母婴生命。

孕 30 周前，胎儿可通过自我转动变成正常胎位。孕 30 周后可通过膝胸卧位来纠正，宜在早晨起床或者晚上睡前、排空小便、衣着宽松、心情放松的情况下进行。每天 2 ～ 3 次，刚开始每次保持姿势 2 ～ 3 分钟，以后逐渐延长至每次 10 ～ 15 分钟，连续做一周后复查。注意：若 B 超提示脐带绕颈，则不宜采用该体位。

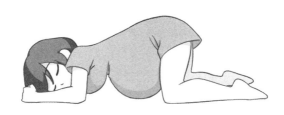

膝胸卧位

四、如何预防早产?

(1) 避免过度劳累，勿从事压迫腹部的活动及重体力劳动。

(2) 戒烟戒酒，保持心情舒畅。

(3) 孕晚期禁止性生活。

(4) 有早产史、多胎妊娠等情况者需要注意早产征兆。

五、过期妊娠怎么办?

过期妊娠是指妊娠期超过 42 周仍未分娩。若发现胎动减少或超过 41 周仍未有分娩征兆，须立即就医。

六、临产前需要做好哪些准备工作?

1.〖情绪心理准备〗保持心态平和，避免紧张焦虑。

2.〖身体准备〗宫缩间歇期少量多次进食高热量、清淡、易消化的食物，如小米粥、面条等；能睡就睡，尽量让自己休息好。

3.〖物品准备〗提前准备好住院所需的物品。

(1) 必需的证件：包括孕产妇保健手册、身份证、医保卡、计生证明等。

(2) 准备好妈妈、宝宝的物品：包括衣物、洗漱用品、餐具及哺乳所需的物品等。

七、如何做好分娩中的配合?

(1) 对自己有信心，避免过度紧张、焦虑、恐惧。

(2) 积极配合医生的检查，如胎心监护、阴道检查等。

(3) 面对宫缩引起的疼痛，不要大喊大叫，可选择自己喜欢的体位，采用听音乐、散步等多种方式来缓解疼痛。

（4）至少每 2 小时排尿 1 次，以免充盈的膀胱影响胎头下降。

（5）宫缩间歇期少量多次进食营养丰富、清淡易消化、能量高的流质或者半流质饮食，也要注意补充水分。

（6）宫口未开时不要过早屏气用力，以免引起宫颈水肿。

（7）在医护人员的指导下正确使用拉玛泽分娩呼吸法。

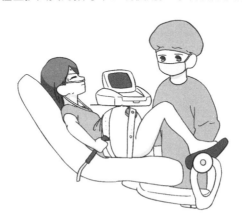

八、出现孕晚期情绪反应该怎么办？

（1）继续实施孕早期、孕中期情绪反应的调节措施。

（2）自我接纳：接受怀孕期间身体的正常变化，告诉自己身体越来越沉重，也意味着孕期进入最后阶段，再坚持一段时间就可以放下这个"甜蜜的负担"啦！

（3）避免剧烈的活动，适当降低工作强度。

（4）利用各种时间休息。

（5）适当寻求帮助，别太逞能，不要什么事都自己做。

（6）了解分娩原理及有关科学知识。

（7）了解家人及医生为自己所做的准备。

（8）丈夫尽量留在家中陪伴。

九、如何避免心理性难产？

心理性难产是指孕妈妈自身产力及产道、胎儿大小及胎位正常，本可以顺利完成分娩，却因为心理压力过大而导致难产。面对分娩，有心理压力是正常的，但不宜过度。孕妈妈可以通过以下这些方法缓解心理压力。

1.〖自我暗示〗相信并告诉自己是可以顺利完成分娩的。

2.〖自我放松〗多出去走走，做一些自己感兴趣的事情，保持心态平和。

3.〖倾诉、交流〗跟身边的亲朋好友、有经验的妈妈及医护人员交流自己的想法，远离关于分娩的负性消息。

十、妊娠期抑郁如何防治？

（1）注意身体调理，适当运动，既可增强孕妈妈的体质，增加身体免疫力，也可增加分娩动力，帮助顺利生产。

（2）适当参加社会活动。

（3）取得丈夫和家人的支持：夫妻一起参加产前讲座，既增加知识以减少忧虑，又增进夫妻感情。

（4）及时通过抑郁自评问卷了解自己的抑郁程度。

- 轻度抑郁者可先进行自我调整。
- 中度以上抑郁者或虽检测是轻度抑郁但给自己带来较多困扰时须及时就医，接受心理专家的咨询与指导，必要时用抗抑郁药物治疗（妊娠前 3 个月尽量避免用药）。

『产褥期是指从胎儿、胎盘娩出至产妇全身各器官（除乳腺外）恢复或接近正常未孕状态所需的一段时间，一般需要 6～8 周。产褥期也称为"月子"或"坐月子"。』

第一部分 知识小课堂

一、身体的变化

(一) 子宫

产后子宫会慢慢变小，位置逐渐下降，一般需要 5～6 周时间恢复到原来的大小，这个过程被称为子宫复旧。

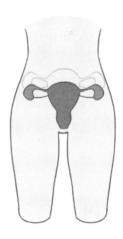

(二) 外阴和阴道

分娩会导致阴道腔扩大，阴道黏膜及周围组织水肿，阴道壁松弛，肌张力下降。外阴会出现轻度水肿，一般产后 2～3 天会逐渐消退。

（三）盆底组织

分娩可造成盆底肌及筋膜弹性减弱，且常伴有盆底肌纤维的部分撕裂。

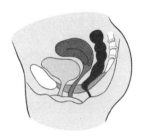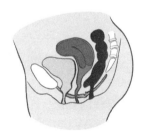

（四）产后多汗

产后多汗，又称为"产褥汗"，是一种正常的生理现象。这主要是由于孕妈妈为了供给胎儿之需，不但营养需要增加，体内血容量也需要增加，而分娩后母体的新陈代谢下降，不再需要那么多的水分，于是身体要进行自我调节，向体外排出一部分水分而出现多汗的现象，一般在产后 10 天左右会逐渐消失。

（五）产后恶露

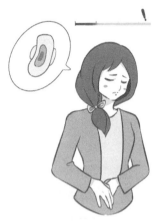

恶露是产妇产后阴道内排出的月经样的液体（淤血）和分泌物（黏液），是由子宫中附着的一些坏死的组织脱落和血液形成。通常产后前 3 天排出量大（纯血色），约一周后变为淡红色，3 周后基本不含血液，变成白色或者黄白色，一个月左右排干净。如果产后 3 周持续为红色恶露，须警惕并及时就医。尽早进行适度的活动，母乳喂养，有助于恶露的排出。

二、母乳喂养

母乳是最自然、最安全、最营养的食物，应早吸吮、早开奶。母乳喂养有利于刺激子宫收缩和复旧，利于妈妈产后康复。

（一）母乳喂养"黄金72小时"

母乳含有宝宝生长发育所需的绝大部分营养成分，是宝宝最理想的食物，产后72小时是刺激乳汁分泌、确保母乳喂养成功的关键。一般产后1小时内开始喂奶，每天8～12次，每次至少30分钟。母婴早接触和早吸吮，可以疏通乳管、刺激乳汁分泌，促进母婴健康。

（二）母乳喂养姿势

母乳喂养没有标准的姿势，舒适是母乳喂养成功的关键，由妈妈选择最适合自己和宝宝的方式。

1.〔母亲的姿势要点〕灵活采取多种姿势；舒适、放松、无肌肉紧张；紧抱宝宝将其贴近自己，托住宝宝的头颈，引导宝宝贴近乳房；如果是新生儿，应该紧抱住新生儿的臀部。

2.〔常用的哺乳姿势〕

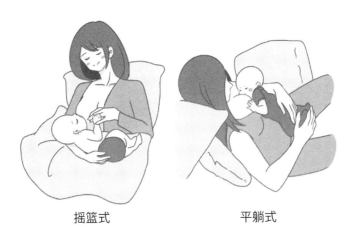

摇篮式　　　　　　　　　平躺式

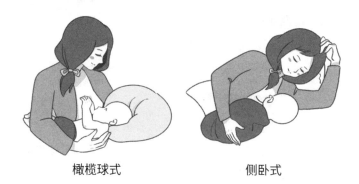

橄榄球式　　　　　　　　　　侧卧式

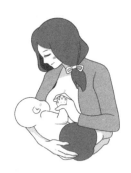

3.〖宝宝姿势要点〗宝宝受到良好的支撑，头部与身体呈一直线，贴近母亲；宝宝的脸面贴近母亲的乳房，鼻子正对着母亲的乳头。如果是新生儿，母亲不仅要托住宝宝的头部，还要托住宝宝的臀部。

4.〖母乳喂养含乳姿势〗妈妈喂奶时，要让宝宝将乳头和乳晕一起含住，这样才能让宝宝更容易吸吮到奶水。

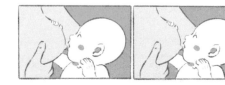

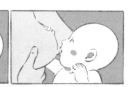

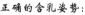

正确的含乳姿势：
● 嘴张得很大；
● 下唇外翻呈鱼唇状；
● 下颌紧贴乳房；
● 吸吮时脸颊鼓起呈圆形；
● 口腔上方露出更多乳晕；
● 宝宝吸吮时乳房圆润，未被牵拉或拉长。

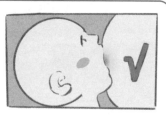

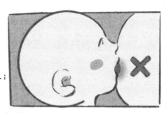

不正确的含乳姿势：

● 嘴巴张得不大；

● 嘴唇内翻；

● 吸吮时脸颊内陷或呈"酒窝"状；

● 宝宝下唇露出的乳晕比上方多；

● 宝宝吸吮时母亲的乳房被牵拉或拉长。

三、早期下床活动

产后尽早下床活动，不仅能够促进血液循环，预防静脉血栓的形成，促进肠蠕动、维持大小便通畅和防止便秘等情况发生，还有利于子宫内积血的排出，促进产后的恢复。

自然分娩的新妈妈无特殊异常情况，产后 6～12 小时即可下床活动，第 2 天可在室内随意走动，剖宫产产妇适当延迟下床活动时间。

下床活动前先坐在床边适应后，再下床活动。第一次活动时，需有人搀扶进行，且时间不宜过久。之后根据个人身体情况循序渐进地逐步增加活动范围及活动时间。

四、产后康复

产后康复是产褥期保健项目的延续和拓展，无严格的时段限制，一般在产后一年内，主要包括身体恢复、心理恢复等。产后康复有利于女性产后阴道、子宫、体形、骨骼和心理方面的恢复，越早进行产后康复，对产妇身体恢复越好。产后康复最佳时间为顺产后 2～3 天，剖宫产后 15 天。

（一）产后 1~6 周

1.〔姿势训练〕

训练目的：通过姿势的练习，调动盆底肌和核心肌群肌肉的参与，促进肌肉力量和耐力的恢复。另外，还可以给产后妈妈带来自信。

坐姿：坐在一个有靠背的椅子上，双膝自然分开，双脚平放在地面上。将体重落在后面的坐骨和前面的耻骨上面，如果下面有伤口，不舒服的话，可以坐在柔软的枕头上面，身体挺直，感受从后背到颈部的拉伸。保持此姿势，吸气时打开腹腔和胸廓，呼气缓慢，保持呼吸节奏平稳。需要的话，可以在后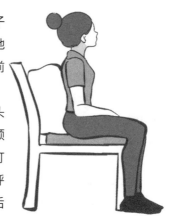

面放一个枕头支撑后背。当你的腰部瘫软下去的时候，重复身体挺直的动作，来让盆底肌、核心肌群（如腹部深层肌群）和脊柱肌参与收缩。

站姿：双脚打开与肩同宽，双手自然下垂于身体两侧，上提内侧足弓。身体挺直，缓慢长呼气，同时盆底肌和核心肌群收紧，你会感觉到身体有轻微的张力。保持这个姿势同时吸气，让肋骨充分扩张，接着呼气，缓慢提升盆底肌，耻骨以上的腹肌部分产生微微的张力。

2.〔呼吸训练〕

训练目的：膈肌是重要的呼吸肌群，孕期宝宝的增大会限制膈肌的运动，这个动作可以帮助恢复正常的膈肌运动，增强呼吸功能。

平躺，双膝屈曲，略分开，与肩同宽，将双手放在肋部下方和肚子上，吸气时，肋骨打开，腹部鼓起，然后缓慢缩唇吐气。在缓慢长呼气的过程中盆底肌处于收缩状态，吸气时放松盆底肌。反复进行，呼吸时长的比例为 2:1（如呼气 6 秒，吸气 3 秒）。

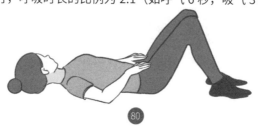

3.〖盆底肌训练〗可参考孕期盆底肌训练方法继续练习。

注意：产后盆底肌更加容易疲劳，训练收缩后要注意充分的组间放松，可以根据自身的体力情况循序渐进地进行，不宜超负荷练习，否则会导致肌肉疲劳、疼痛或者痉挛。

4.〖站姿骨盆运动〗

训练目的：可以减轻腰骶部不适，促进恶露排出，恢复盆底肌肉。

站姿：双脚打开与肩同宽，双膝微屈。吸气时尾骨向后翘，臀部放松，盆底肌放松。呼气时臀部夹紧，卷尾骨，盆底肌收缩。也可以手扶椅子背练习。

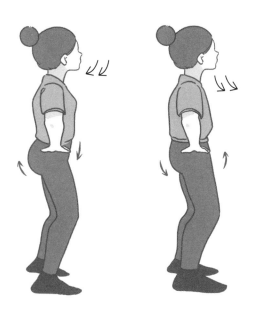

5.〖跪姿骨盆运动〗

训练目的：增强骨盆灵活性和稳定性，促进盆底肌的恢复。

跪姿：双膝跪地，双手撑地，两腿分开与肩同宽，腰背与地面平行。吸气时，头部向上抬，塌腰翘臀，腹部、臀部和盆底肌放松；呼气时，卷尾骨，臀部夹紧，拱背，同时盆底肌和腹部收缩。

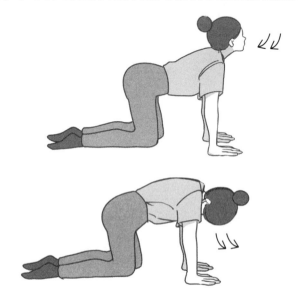

6.〖蚌式运动〗

训练目的：促进骨盆的稳定性，有助于提升盆底功能。

第一步：侧卧，屈髋屈膝，踝关节并拢；保持骨盆固定，将一侧膝盖抬起，然后放下，注意保持平稳，两侧交替练习，每侧重复5～10次。

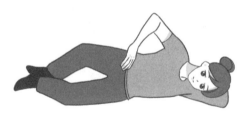

第二步：双膝并拢，轻轻挤压双腿间放置的垫子或者软球维持 10 秒，保持轻松自然呼吸，然后放松 5 秒，重复 5 ～ 10 次。

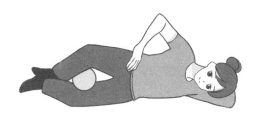

训练计划：开始训练时，以恢复对肌肉的控制为目的，训练的强度应尽可能低。

进行前 4 项练习，为期 2 周，每个动作重复 5 ～ 10 次，2 ～ 3 次一组，每天可进行两次训练；第 3 周开始至产后 6 周，根据盆底肌和腹肌的适应能力，再加上后面 2 个动作的练习。也可根据自己的体力情况循序渐进地进行。

（二）产后 6~16 周

除开始练习产褥期训练，还可以进行全身肌耐力的训练，以便快速恢复躯干和骨盆的功能；等到会阴伤口愈合、恶露排干净之后，就可以开始盆底生物反馈治疗和家庭康复器（阴道哑铃）训练。

1. 〔盆底生物反馈治疗〕

盆底生物反馈治疗是通过生物反馈仪捕捉盆底肌收缩的信号，对盆底功能进行精准评估，有针对性地开展盆底康复治疗。训练过程是通过视觉反馈和电刺激，使女性感受到盆底肌收缩，通过反复训练，形成条件反射，达到刻意锻炼盆底肌的目的。这种治疗方法可以指导女性正确收缩盆底肌，并逐渐转化为自我行为治疗，是盆底功能训练的辅助治疗方法，可修复盆底肌、收缩阴道、防止盆腔脏器脱垂及阴道壁膨出、提高性满意度。最佳治疗时间为产后 42 天，恶露排干净 3 天以后进行，治疗黄金时间是产后 3 个月内。

2.〖家庭康复器（阴道哑铃）训练〗

将康复器放入阴道内，利用圆锥体本身重量的下坠作用，迫使阴道肌肉收缩，托住圆锥体使其不下坠，达到盆底肌肉锻炼的目的。阴道哑铃由轻到重有 5 个型号，从轻号开始，体位从易到难（直立→下蹲→行走→上下楼梯→搬重物→咳嗽→跳跃等），循序渐进。每天 1 ～ 2 次，每次 15 分钟。收缩方法可以参照孕期盆底肌训练的方法。

3.〖肌耐力训练〗

（1）桥式训练。

动作要领：臀部抬起至髋、肩、膝在同一条直线，大腿和小腿成 90° 夹角，脚背背屈，脚跟着地，保持腹部、臀部收紧，不要挺腹。每次维持 10 ～ 20 秒，5 ～ 10 次每组，每天可练习 3 ～ 5 组。

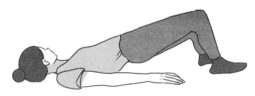

（2）单桥训练。

动作要领：同桥式训练，抬起一侧腿至与另一侧腿等高并保持，左右交替进行，弱侧需加强训练。每次维持 10 ～ 20 秒，5 ～ 10 次每组，每天可练习 3 ～ 5 组。

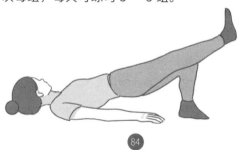

（3）躯干核心训练。

动作要领：跪姿（同跪姿骨盆运动起始姿势），双膝双手着地后，保持均匀呼吸，伸展一侧手臂和对侧腿部，保持平衡10秒。左右两侧交替进行，每侧练习5次。注意保持脊柱挺直，不要塌腰。

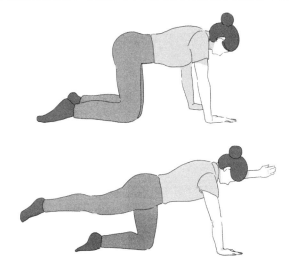

（4）坐姿平衡训练。

动作要领：坐在健身球上，背部挺直，将一侧脚抬起，同时提起盆底肌，维持10秒，保持均匀呼吸，左右腿交替进行，重复5～10次；进一步加大难度，在抬起脚的同时将双臂抬起或者双手交叉抱于胸前。

（5）单脚平衡训练。

动作要领：单脚站立，保持身体直立，将一侧腿抬起至与髋关节成90°，同时提起盆底肌，维持10秒，保持均匀呼吸，左右腿交替进行，每侧练习5～10次；进一步加大难度，在抬起脚的同时将双臂抬起或者双手交叉抱于胸前。

（6）原地跑动。

动作要领：保持身体直立、单腿平衡姿势，以跑步的动作前后摆动另一条腿，同时双臂在身体两侧前后摆动，盆底肌提起。一侧重复 20 ～ 30 次，注意动作要缓慢、平衡和流畅，着地的腿稍稍屈膝，保持身体直立。

（三）产后 16 ～ 24 周

可参加产后健身课程，进行低强度的有氧运动，如游泳、太极、基础肚皮舞以及上述介绍的肌耐力训练。

（四）产后 24 周起

可以在产后康复师的指导下进行改良的瑜伽、基础普拉提和健身球的训练。

注意：产后 42 天恶露未净，或者有高血压病、心脏病者请在医生的指导下进行训练。一般建议产后 42 天去产后和盆底康复中心进行姿势、脊柱、骨盆以及盆底功能的筛查评估以后再进行训练，有利于更有针对性地进行全面的康复。

五、营养与饮食

产褥期的饮食对产后身体恢复至关重要，刚生完孩子的妈妈，身体比较虚弱，特别需要补充营养。营养补充一方面可以促进身体各器官、系统功能的恢复，另一方面可以保证乳汁分泌充足，哺育宝宝。

- ●膳食宜清淡、易消化，食物多样不过量，保证营养均衡，重视整个哺乳期营养；
- ●增加富含优质蛋白质及维生素 A 的动物性食物和海产品，如鱼、禽、蛋、瘦肉等摄入，选用碘盐；
- ●注意粗细粮搭配，重视新鲜蔬菜、水果的摄入；
- ●正确认识月子膳食对母乳分泌的作用，足量饮水，根据个人饮食习惯可多喝汤汁；
- ●适当增加奶类等含钙丰富的食品的摄入，合理使用营养补充剂。

六、情绪和心理

胎儿娩出后，妈妈进入一个新的身心转变时期。虽然有心理准备，但一个新生命的到来，使新妈妈的生活发生了巨大的变化，从人妻到人母，角色的转变可能会让新妈妈有些不知所措而出现一些情绪反应。

（一）产褥期常见的情绪反应

产褥期常见的情绪反应主要有以下几个方面：

（1）生产过程带来的疼痛、筋疲力尽和睡眠不足等不适，使新妈妈产生不良情绪。

（2）新妈妈对身份角色变化的不适应，对照护新生命的不知所措，想到即将面临的照护、育儿责任时感到悲伤、抑郁，甚至焦虑，对能否成为称职妈妈表示怀疑。

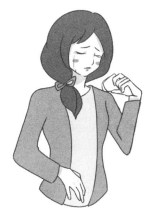

（3）与家人（如公公、婆婆等）密切相处的不适应，生活习惯和育儿观念冲突带来的烦恼。

（4）家人把重心放在孩子身上，缺少对产妇的理解和陪伴而导致新妈妈失落、忧伤。

（二）产后心绪不良的表现

产后心绪不良，又称宝宝忧郁（Baby Blues），是产后非常常见的一种不良情绪状态，有 80%～85% 的新妈妈都会有此经历，但这种状态一般不会持续很长时间，大多数人会在两三周后恢复常态。主要表现为多愁善感，经常抑制不住地泪盈满眶；易被激怒，变得焦虑和易怒。

(三)产后抑郁的表现

产后抑郁指女性在产褥期出现悲伤、沮丧、抑郁、烦躁等明显的抑郁症状或典型的抑郁发作现象。通常发生在产后 6 周内，发病率为 15% ～ 30%，大多数在 3 ～ 6 个月内自行恢复，严重者可持续 1 ～ 2 年，20% 左右发展成为临床抑郁症，需要及时关注和干预。

产后抑郁的常见表现：
- 情绪波动明显（无缘无故情绪低落、难受、无精打采、易哭泣和流泪、易为小事发脾气）；
- 自我评价降低：如对宝宝健康太过焦虑，易自责、自罪；
- 对身边人充满敌意，与家人关系不和谐，易因小事发生矛盾；
- 对生活缺乏信心，觉得生活没有意义等；
- 伴有躯体不适症状，如易疲倦、睡眠质量差、心悸、恶心、头疼、泌乳减少等；
- 严重者可出现幻觉、妄想，甚至产生自杀或杀婴的想法或行为。

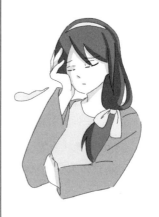

(四)产后抑郁常见的风险因素

1.〖产后激素水平的变化〗在妊娠、分娩和哺乳的过程中，孕妈妈体内各项激素水平发生的急剧变化，可能成为产后抑郁发生的生理学基础。

2.〖既往有抑郁症病史〗研究发现有抑郁症病史的孕妈妈，再患产后抑郁的风险会更高。

3.〖家庭关系不和谐〗宝宝的降生使原来的家庭关系发生微妙的变化，家人更容易把注意力集中在孩子身上，忽视新妈妈的需求；两代人养育孩子方式的冲突、家庭关系不和谐等。

4.〖应激性创伤生活事件〗如失业、宝宝的健康状况不佳，或婚姻、家庭出现问题等。

（五）科学认识产后抑郁

（1）产后抑郁大约会影响到 20% 的围产期女性。

（2）围产期抑郁会在怀孕期间至产后一年内的任何时间里发生。

（3）女性在宝宝出生后患抑郁的风险是平时的 3 倍。

（4）抑郁并不代表你不爱孩子或者是个坏妈妈。

（5）和其他疾病一样，产后抑郁需要治疗，也需要时间康复，这个过程可能需要数周到数月。

第二部分 问题小锦囊

一、月子里能洗头、洗澡吗?

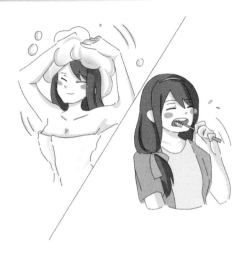

月子里需要洗头、洗澡!如果会阴部没有伤口,而且疲劳状态已经恢复,随时都可以洗浴,但禁忌盆浴,淋浴时间不要太久,每次 5 ~ 10 分钟,以 20℃室温、34℃ ~ 36℃水温最为适宜,洗后赶紧擦干身体,及时穿好衣服,以免受凉感冒。一定要根据自己的身体状况及家里的洗浴条件进行选择,做好保暖措施后,产妇可以放心地洗头、洗澡。

二、月子里能不能刷牙、梳头?

月子能刷牙、梳头!产妇进食的食物大多细软,口腔本来就失去了咀嚼的自洁作用,更容易形成牙菌斑,所以要按时刷牙。梳头可以刺激头皮的血液循环,保持发根健康,产妇可以保持跟往常一样的梳头习惯。

三、怎样预防生育性肥胖?

1.〖尽早活动〗只要身体允许,会阴无损伤,产后 6 ～ 12 小时即可下床活动,第 2 天可在室内适当走动,剖宫产产妇适当延迟开始活动的时间。产后 10 天就可以做一些轻微的家务,但要注意不要久蹲,避免用力过猛,以免腹内压增高使生殖器受损。

2.〖饮食要均衡〗空开饮食以清淡、富含营养的食物为主,多吃瘦肉、豆制品、鱼、蛋及蔬菜、水果,少吃富含脂肪的食物和甜食,注意喝汤的时候最好把油去掉。

3.〖母乳喂养宝宝〗宝宝频繁有效地吸吮乳房可刺激催乳素的分泌促进子宫复旧,另外分泌乳汁能促进体内代谢,减少皮下脂肪的蓄积。

4.〖运动〗尽早进行产后康复锻炼,加强运动,既有利于身体恢复,也可有效预防生育性肥胖的发生。

四、分娩后需要尽快排尿和排便吗?

产妇产后应及时排尿,这是产后恢复的大事,一旦发生尿潴留,将影响子宫收缩,不利于产后恢复。应做到有尿就排,产后 4 小时须排尿。

有些产妇不吃青菜,只进食大鱼大肉,容易引起便秘,应当适宜进食粗纤维食物。如果出现便秘,可口服乳果糖软化大便,或使用开塞露诱导排便,必要时到医院就医。

五、怎样才能使乳汁充足呢?

早开奶、多吸吮,有效吸吮是确保乳汁充分的关键,宝宝出生后应尽早开奶,每 2 ～ 3 小时吸吮一次,必要时可以借助吸奶器增加吸奶次数。

饮食营养均衡，多吃高蛋白、维生素丰富的食物，切忌只喝汤不吃肉，或只吃某一种"发奶"的食物。

推荐的食谱：板栗黄鳝煲、红烧猪蹄、葱炒海参、当归生姜羊肉汤、奶汤鲫鱼、木瓜烧带鱼、花生炖猪蹄、猪蹄茭白汤、豌豆炒虾仁、山药香菇鸡等。

保持心情愉快，充分地休息与放松，保持舒适的哺乳姿势，和宝宝一起享受哺乳时刻。

六、如何做好乳房日常护理？

哺乳前用温开水轻轻洗净乳头和乳晕，保持局部的清洁和干燥；开始哺乳时，两侧乳房交替喂奶，宝宝吃奶时应含住大部分乳晕，每次哺乳尽可能排空乳房，不要让宝宝过度拉扯乳头；适宜佩戴宽松、质地柔软、吸水性好的胸罩，平时适当进行胸部肌肉锻炼。

七、乳头内陷怎么办？

乳头凹陷一般是由于先天发育原因引起的，乳腺导管缩短、组织纤维化挛缩是引起乳头凹陷的主要原因，经常穿戴过紧的胸罩也会造成后天的乳头凹陷。

乳头凹陷的纠正方法：

用手指捻乳头，刺激立乳反射，使乳头突起。

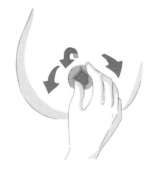

用"十字法"牵拉乳头，反复多次，每次持续 5 分钟，使凹陷的乳头突起。

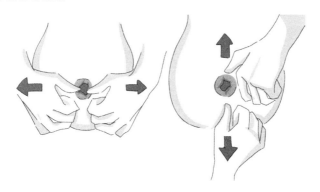

借助电动或手动吸奶器，通过吸奶器抽吸乳头时产生的负压，使凹陷乳头突起；或用 10 mL 或 20 mL 注射器自制简易负压吸引器矫正乳头；也可借助专用的乳头纠正器具。

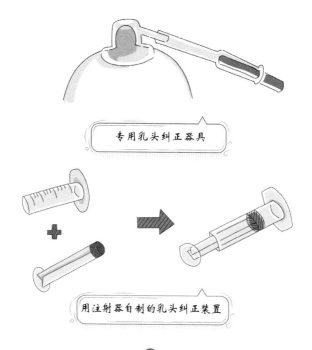

专用乳头纠正器具

用注射器自制的乳头纠正装置

八、乳房肿胀怎么办？

乳房肿胀有两种情况。

1.〖生理性乳胀〗没有很多乳汁，是血液、淋巴液在乳腺汇聚，为大量乳汁合成做准备。宜及早进行频繁有效的吸吮；给予轻柔按摩乳房，促进血液循环；也可用冷敷缓解疼痛。

2.〖乳房水肿〗与产前大量输液等相关，按压水肿处会留下一个小坑，要等一段时间才会恢复。

产后的生理性乳胀和乳房水肿可引起乳头和乳晕肿胀，导致宝宝含接不良，乳汁移出不畅。采用反向按压软化法可以改善哺乳含接。用单手或双手按压乳晕，将水肿部分向后推，缓解乳晕的硬胀程度，可以改善宝宝含接，促进乳汁流出，降低乳头损伤等风险。

九、如何防范乳头皲裂？

（1）宝宝吸吮时含住乳头和大部分乳晕，哺乳结束后要宝宝自行吐出乳头（切忌强行拉出），哺乳后挤出几滴乳汁涂抹乳头防止乳头皲裂。

（2）佩戴棉质的哺乳期胸罩，避免乳头被反复摩擦。

（3）使用乳头修护霜，使乳头不易干燥皲裂。

（4）可在哺乳时使用乳盾保护创面。

（5）喂奶时先喂皲裂较轻的一侧，诱发泌乳反射后再喂症状较重的一侧，严重时暂停皲裂侧的哺乳，用吸奶器将乳汁吸出。

十、出现产后抑郁怎么办？

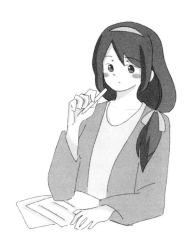

（1）告诉自己产后出现抑郁也是产褥期常见的心理反应。

（2）根据抑郁测量工具了解自己的抑郁症状和程度（如爱丁堡产后抑郁量表、PHQ-9 抑郁筛查量表等）。

（3）轻度抑郁者可以进行一些自我调整，如运动调节、音乐舒缓、放松练习、修养阅读、多与家人朋友沟通交流等。

（4）中度抑郁者，必要时可接受心理咨询。

（5）重度抑郁时必须接受心理专家的咨询指导、就医。

第六篇 新手妈妈宝典

『经过漫长的等待和无限的期盼，十月怀胎的宝宝终于出世了！宝宝的第一声啼哭是最美妙的乐曲，爸爸妈妈的喜悦之情溢于言表。随着宝宝的呱呱坠地，爸爸妈妈的脑海中充满了各种各样哺育宝宝的计划，那么，怎样培养出一个既健康又优秀的宝宝，怎样在宝宝成长的过程中愉快地享受做父母的快乐呢？现在就让我们在这里与您一起快乐育儿，享受做父母的幸福！』

第一部分 知识小课堂

宝宝从出生后脐带结扎起至 28 天，称为新生儿期。这一时期宝宝脱离母体，开始第一次呼吸、第一次觅食、第一次看到自己的爸爸、妈妈。刚出生的足月宝宝体重一般在 2500 ～ 4000 g（体重＜ 2500 g 为低出生体重儿，体重≥ 4000 g 为巨大儿），皮肤红润，富有弹性，哭声响亮，手脚活动自如。

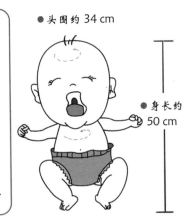

- ●呼吸：40 ～ 45 次 /min
- ●脉搏：120 ～ 140 次 /min
- ●胸围：32 ～ 33 cm
- ●体重：
  男婴：（3.38±0.4）kg
  女婴：（3.26±0.4）kg
- ●体温：
  腋温：36 ～ 37℃
  肛温或耳温：36.5 ～ 37.5℃

- ●头围约 34 cm
- ●身长约 50 cm

健康新生儿的标准

一、新生儿阿普加评分（Apgar score）

新生宝宝都会经历人生第一次考核，考核内容是"新生儿阿普加评分"，有 5 个项目，共 10 分，考官是新生儿的接产医生或者护士，他们会在宝宝生后 1 分钟、5 分钟、10 分钟分别评估宝宝的 5 项指标，包括肤色、呼吸、心率、对刺激的反应、肌张力，分别用 0、1、2 分来表示，总分为 8 ～ 10 分属于正常新生儿。

二、新生儿正常生理现象

宝爸宝妈在迎来小生命到来的开心之余，也常常会有感到困惑和力不从心的时候，尤其是新生儿出现的一些"奇怪"特征，让宝爸宝妈焦虑又恐慌。其实，在新生儿脱离母体后，会出现一些生理现象，宝爸宝妈无须太过紧张哦。

（一）生理性体重下降

刚刚出生的宝宝在最初的几天里，由于摄入不足、胎粪及水分的排出，可致体重暂时性下降，称生理性体重下降。一般下降范围为原有体重的 5% ～ 10%，多在生后 3 ～ 4 日达到最低点，以后逐渐回升，至第 7 ～ 10 日恢到出生体重。若体重下降超过出生体重的 10% 以上，要考虑喂养不足或疾病引起。

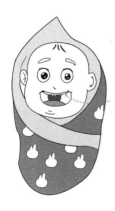

（二）马牙

出生后不久，新生宝宝牙床上会长出黄白色的小斑点，好像小牙齿，这其实是上皮细胞堆积或黏液腺分泌物积留形成的。一般在出生后数周至数月自行消失，无须特殊处理。

（三）螳螂嘴

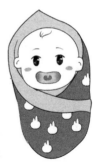

其实是新生宝宝两颊的脂肪垫，形似"螳螂嘴"，宝宝在用力吸吮时，如果没有脂肪层，会使双颊内陷，所以"螳螂嘴"不仅不会妨碍新生儿吸奶，反而有助于提高吸吮能力。一般来说，每个新生宝宝都会存在大小不同的"螳螂嘴"，随着吸吮期的结束，"螳螂嘴"会慢慢萎缩消退，故无须特殊处理，更不能"挑割"，以免发生感染。

（四）假月经

极少数女宝宝出生1周左右，阴道中会流出少量血性分泌物，主要是因为妊娠后期母亲雌激素进入胎儿体内，出生后突然中断，形成类似月经的出血，属于正常生理现象，不必担心，也无须治疗。一般这种情况持续数日即可消失，只要保持女宝宝外阴部的清洁就可以了。

（五）乳房肿大

有些宝宝在生后第3～5天发生乳腺增大，如蚕豆或核桃大小，与宝宝在母体时受母体激素的影响有关。一般出生后2～3周内消退。千万不能挤压，以免感染。

（六）粟粒疹

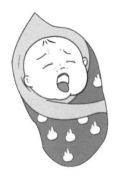

在新生宝宝的鼻尖、鼻翼、面颊等部位可以看见一些针尖大小、密密麻麻的黄白色小颗粒，被称为新生儿粟粒疹。这主要是由于新生儿皮脂腺功能未完全发育成熟所致，一般在宝宝出生后数周就会自然消退，属于正常的生理现象，不需要进行任何特殊处理。

（七）攒肚子（生理性便秘）

3 个月内的宝宝因未建立良好的排便习惯导致排便功能紊乱，有的宝宝可能每次吃奶后都要排大便，有的可能一两天甚至 7～10 天才排便一次。宝宝的排便规律取决于所摄入的食物种类、进食量、活动量、消化功能。若宝宝虽然大便次数减少，但大便并不干结，也不影响吃奶量，不影响体重增长，这就算生理性便秘（俗称攒肚子），不需要处理。如果未排便的时间太久，可做排气操或在医生的指导下用开塞露刺激肛门直肠排便。

（八）肠绞痛

婴儿肠绞痛也叫肠痉挛，常见于新生儿晚期，多在 4 个月后自然缓解。表现为宝宝突然大声啼哭，腹部膨隆，两拳紧捏，两腿间及腹部蜷曲。绞痛时间一般不超过半小时。可能因过食奶类、糖类或腹部吞入大量气体产生腹胀而导致腹痛。若宝宝长时间持续哭闹不安，要及时看医生，排除肠套叠、肠梗阻等疾病。

三、新生儿日常护理

（一）身体护理

1. 〖眼睛分泌物〗为宝宝清除眼部分泌物之前，妈妈一定要洗净双手。用生理盐水或温开水湿润消毒纱布或棉球，从内眼角向外眼角，轻轻清洗眼睛四周。给宝宝擦眼睛的纱布或者棉球不可重复使用。

2. 〖鼻腔分泌物〗用干净的棉签蘸上少量的清水，轻轻滴入鼻腔入口，使鼻腔内的分泌物软化、流出。用蘸上温水的纱布轻轻擦拭流出的鼻腔分泌物。注意棉签不要深入鼻腔，以免刺激鼻黏膜。

3. 〖清洗口腔〗新生儿一般不需要常规清洗口腔。当宝宝的口腔不再光滑，出现豆腐渣样的白色凝乳样物时，可能是得了鹅口疮，需要用苏打水（1.4% 的碳酸氢钠溶液）进行清洗，必要时涂制霉菌素甘油混悬液（用制霉菌素片磨粉后与甘油混匀制成）。

4.〖脐部护理〗

脐带脱落前的消毒法：每天 2 次，用消毒棉签蘸上络合碘，轻提起脐带沿一个方向由里向外擦拭，每次消毒 3 遍，消毒后用棉签擦干残余络合碘。

脐带脱落后的消毒法：如无分泌物可不必消毒，当有少量分泌物时，可用络合碘擦拭消毒。如果发现脐周红肿或脐部有脓性分泌物，且红肿或有臭味，要警惕发生脐部感染（脐炎），须尽快就医。若不及时诊治，严重者可继发败血症。

5.〖指甲护理〗宝宝若出生后指甲较长，容易抓伤自己娇嫩的皮肤。最好选用婴儿专用的圆头指甲剪，将指甲剪成圆弧形，不要有棱角。最好在宝宝洗澡后（指甲变软）或睡觉时剪。注意修剪指甲时要固定好宝宝的末端指关节。

6.〖私处护理〗宝宝的外生殖器皮肤黏膜娇嫩，洗澡时需要格外注意动作轻柔。清洗男宝宝会阴时，先清洗大腿根部和阴茎，再把他的阴囊轻轻托起，清洗四周的皮肤；清洗女宝宝会阴时，要从上到下、从前往后清洗，可适当翻开大阴唇清洗。清洗时最好使用纱布或棉柔巾，用完即弃或煮沸消毒。

（二）新生儿洗澡

新生儿洗澡时间：最好在吃奶之后 1～2 个小时，而且在宝宝清醒的时候进行。室温应保持在 26℃～28℃，水温以 37℃～39℃为宜。不建议使用沐浴露、肥皂等清洁用品。洗澡顺序见表 6-1。

表 6-1 新生儿洗澡顺序

项目	内容
洗澡准备	专用浴盆、小毛巾、浴巾、水温计、衣服、纸尿裤、棉签等
洗脸	按照眼睛（由内眼角到外眼角）、鼻子、嘴、耳朵（只擦拭外耳）的顺序依次清洗
洗头	（1）脱掉宝宝的衣服，用干净柔软的毛巾包裹宝宝的身体； （2）用一只手的大拇指、中指分别压住宝宝的两耳以盖住宝宝双耳孔，防止洗澡水流入耳内； （3）另一只手用清水蘸湿头发，取少许洗发水在手中揉搓出泡沫后涂抹于宝宝头发上，然后把头发往后捋，从前往后抚摸着洗，还可以用手温柔地按摩一下宝宝的头皮； （4）取小毛巾，轻柔快速地为宝宝擦干脸部和头发
洗全身	（1）把包在宝宝身上的浴巾拿掉，让其坐在浴缸里从脚开始慢慢地浸入水中，慢慢适应水温； （2）用手托住宝宝的背和颈部，让其半坐半躺，另一只手用小毛巾按颈部、前胸、腋窝、上肢、腹部、下肢的顺序清洗，重点清洗褶皱部位（颈部、腋窝、腹股沟、腘窝、外阴）； （3）将宝宝的身体翻转过来，一只手横过宝宝胸前，固定在宝宝的腋下，让宝宝舒适地趴在手臂上，依次清洗背部、臀部等部位
冲洗	沐浴后把冲洗的水轻轻洒到宝宝腹部，让宝宝在干净的水里全身浸泡 10 秒后再抱出
擦干	把宝宝放在浴巾上，用浴巾裹住全身，尤其注意皮肤皱褶部位，要轻拍、擦干

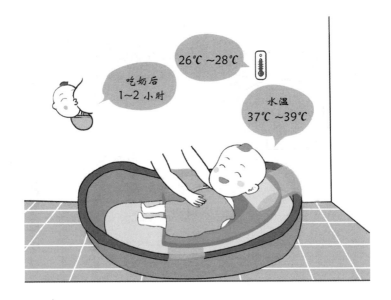

（三）新生儿抚触——传递妈妈指间的爱

新生儿抚触是一种可以有效促进新生儿脑发育、运动发育，改善肠道消化的方法。轻柔地按摩新生儿全身皮肤，通过神经反馈作用，增进宝宝的大脑发育、运动发育，并增加宝宝对外在环境的认知。在抚触的过程中，还能加深亲子感情。

抚触前准备及注意事项

(1) 避免在饥饿或进食后 1 小时内进行抚触，一般在婴儿沐浴后进行，时间 15~20 分钟为宜。

(2) 注意用力适当，避免过轻或过重。

(3) 保持环境安静，保持适宜室温（26℃～ 28℃），光线柔和，可以播放音乐，并和宝宝进行语言和目光的交流。

头面部（舒缓脸部紧绷）

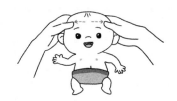

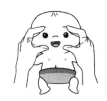 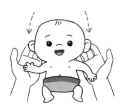

（1）取适量润肤油，从前额中心处用双手拇指往外推压。

（2）两手拇指从下颏中央向外侧、向上滑动，划出一个微笑状。

（3）两手掌面从前额发际向上、向后滑动，至后下发际，停止于两耳后乳突处，并用中指指腹轻轻按压。

胸部（顺畅呼吸循环）

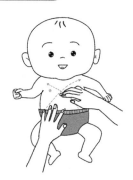

两手分别从胸部的外下方向对侧上方交叉推进，至两侧肩部，在胸部划一个大的交叉，避开宝宝的乳头。

腹部（有助于肠胃活动）

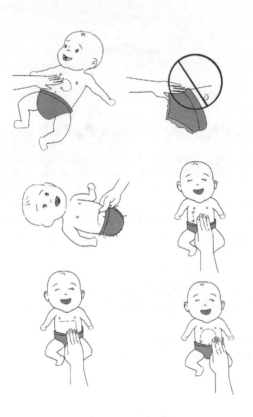

两手依次从婴儿的右下腹、上腹向左下腹移动，按顺时针方向划半圆，避开脐部。可做"I LOVE YOU"式，用右手在宝宝的右腹由上往下画一个英文字母"I"，再依妈妈的方向由左至右画一个倒写的"L"，最后由左至右画一个倒写的"U"。在做上述动作时要用关爱的语调说"我爱你"，传递妈妈对宝宝的爱和关怀。

上肢（增加灵活反应）

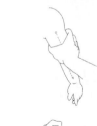
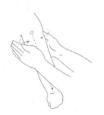

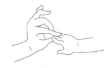

(1) 两手交替，从上臂至腕部轻轻地挤捏宝宝的手臂。

(2) 双手挟着手臂，上下轻轻搓滚至手腕。

(3) 从掌根向指尖方向抚触手掌，逐指抚触、捏拿宝宝手指。

(4) 用同样方法抚触另一上肢。

下肢（增加运动协调功能）

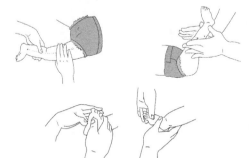

(1) 双手交替握住宝宝一侧下肢，从大腿到小腿轻轻挤捏。

(2) 双手挟着下肢，上下轻轻搓滚至脚踝。

(3) 从脚跟向脚趾方向抚触脚掌，逐趾抚触、捏拿宝宝脚趾。

(4) 用同样方法抚触另一侧下肢。

背部（有助于肠胃活动）

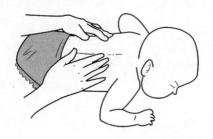

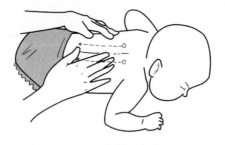

（1）双手与脊柱平行，运动方向与脊柱垂直，从背部上端开始移向臀部。

（2）用双手由上至下从婴儿枕部顺着脊柱滑动到骶尾部。

（3）双手在两侧臀部做环形抚触。

结束

给宝宝穿好纸尿裤、穿衣服。

四、新生儿啼哭识别

哭泣对于尚且不会说话的宝宝来说是表达需求的方式，新手爸妈只有正确识别宝宝哭泣所传达的信息，才能更好地处理并安抚宝宝（表 6-2）。

表 6-2 新生儿啼哭的表现及处理

项目	表现及处理
正常啼哭	宝宝啼哭的声音很响亮，但没有眼泪；哭声抑扬顿挫，富有节奏感，每次哭的时间很短，一天哭好几次，但宝宝的进食、睡眠及玩耍都很好。这种啼哭是宝宝的一种特殊运动方式，对于这种哭声，妈妈不用特别在意，只要轻轻触摸宝宝，对他（她）笑，或把他（她）的两只小手放在腹部轻轻摇晃两下，宝宝就会停止啼哭
饥饿啼哭	宝宝会边啼哭边主动将头转向母亲的怀里寻找乳头，若用手指试探宝宝的口唇，宝宝会不由自主地伸出舌头做出吮乳的动作，此时只要给宝宝喂奶，他（她）便马上安静下来
不舒适啼哭	如遇突然的冷热刺激，或者衣服布料粗糙不平整、衣被裹得过紧、尿布湿了，或被蚊虫叮咬、受到异物刺激时，宝宝都会啼哭。这种哭声初时声音较大，以后逐渐变小，并有全身躁动不安。对这些原因引起的啼哭，只要经常更换尿布，注意调整衣服，避免环境嘈杂，清除宝宝身上的异物或抱在怀中予以轻柔地抚慰，都可有效地安抚
困倦啼哭	这种啼哭大多发生在人多嘈杂或太热的时候，哭声比较低，宝宝的双目时睁时闭，哭声断断续续。此时，只要把宝宝放在一个安静清爽的地方，他（她）就会安静下来，停止啼哭，安然入睡
生病啼哭	假如宝宝哭声比平常尖锐而凄厉，或握拳、蹬腿、烦躁不安，持续哭泣时间超过 15 分钟，且无论如何安抚，宝宝仍旧哭个不停，那就可能是生病了。此时，建议带着宝宝就医

五、新生儿常见问题与应对

离开温暖的子宫后，新生儿是那么娇嫩，一旦生病，就会让新手爸妈惊慌失措，所以，除了要为宝宝提供一个健康的生活环境外，更要认真了解宝宝常见问题与应对方法。

（一）新生儿黄疸

1.〖生理性黄疸〗宝宝在出生后 2～3 天出现黄疸，4～5 天达高峰，5～7 天开始逐渐消退，消退时间不超过 2 周。这期间，宝宝的面部、躯干以及四肢的皮肤呈现浅黄色，但吃饭、睡觉、大小便以及精神状态都不受影响。生理性黄疸的宝宝一般无须特殊治疗，妈妈可以继续给宝宝母乳喂养，促进胆红素随胎便排出。天气允许的情况下，还可以让宝宝光着屁股在太阳光下晒一晒，但需要注意遮住眼睛和生殖器部位。

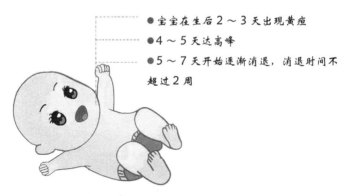

●宝宝在生后 2～3 天出现黄疸
●4～5 天达高峰
●5～7 天开始逐渐消退，消退时间不超过 2 周

2.〖病理性黄疸〗以下情况应考虑为病理性黄疸。

（1）宝宝在出生后 24 小时内就出现黄疸。

（2）黄疸值超过该日龄及相应危险因素下的光疗标准。

（3）黄疸持续时间长，足月儿超过 2 周，早产儿超过 4 周。

（4）黄疸消退后重复出现，甚至加重。

（5）宝宝黄疸期间，出现吃奶少、呕吐、大便色浅等表现。

病理性黄疸的宝宝，须尽早就医。

(二) 新生儿发热

新生儿正常体温（肛温）在 36.5℃～37.5℃，如果宝宝的体温（肛温）超过 37.5℃，则说明宝宝发热了。当宝宝体温在 37.2℃～38.0℃之间时，爸爸妈妈不要过于紧张，要先寻找原因，因为体温也是身体应激的表现。例如，宝宝所处的环境温度过高，或包被过厚都可以引起体温升高；饮水不足，且不能正常散热，就会发生一过性脱水热。如果排除以上护理原因引起的体温升高，且经适当的散热或降温处理后体温仍未下降，或下降后又复升，这时要考虑是否为感染性发热，如感冒、肺炎等，应及时带宝宝到医院就诊。

(三) 新生儿"红屁股"

有的宝宝臀部或会阴部可能会出现一些红斑、小丘疹、小水泡，变成了"红屁股"，又称为尿布皮炎，严重时还会出现皮肤糜烂破溃，化脓流水。

1.〖原因〗臀部皮肤长时间处于湿热环境中，尿液、粪便未及时清理形成刺激导致局部皮炎，而宝宝臀部与纸尿裤反复摩擦导致的皮肤微损伤、局部细菌的增生，进一步加重了"红屁股"。

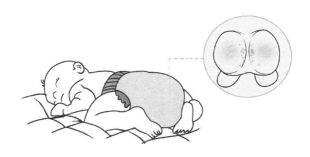

2. 〖预防〗尽可能地使臀部皮肤暴露，保持干燥、清洁以减少粪便、润肤剂及尿布的摩擦刺激。可以选择一些含氧化锌和凡士林的护臀膏，可在皮肤表面形成一层膜以减少摩擦、隔离尿便等刺激物。局部清洗非常重要，尤其是大便之后。清洗之后，应用纱布或棉尿巾印干皮肤，再涂抹护臀膏 / 油等保护皮肤后，再穿新纸尿裤。也可选用湿纸巾擦去残留粪便，但最好不要用含有酒精、香料等刺激物质的湿纸巾。及时更换尿布，可每 1 ～ 3 小时换一次，或者大小便后随时更换，夜间至少换一次，尽量减少尿便对皮肤的刺激。

（四）鹅口疮

鹅口疮又称急性假膜型念珠菌性口炎，是一种白色念珠菌感染导致的口腔黏膜的炎症。白色念珠菌是一种真菌，耐酸不耐碱。可在医生的指导下用苏打水（1.4% 碳酸氢钠溶液）或制霉菌素甘油混悬液来治疗。需要注意的是，鹅口疮治愈后最好还要用苏打水或制霉菌素甘油涂抹几日，以彻底杀灭真菌孢子。

（五）乳糖不耐受

新生儿因为肠道功能发育不完善，可导致乳糖酶分泌不足，吃奶（母乳和奶粉都含有丰富的乳糖）后出现腹胀、泡沫便、腹泻、哭闹不安，体重增长过缓，此时要警惕乳糖不耐受的发生，严重者须及时就医。

（六）脐炎

新生儿脐部护理不当可能导致细菌从脐残端侵入并繁殖引起脐部炎症，脐轮周围红肿，脐窝湿润，甚至有脓性分泌物。严重者可向周围组织或皮肤扩散，可能会继发败血症、脑膜炎。所以，一旦发生脐炎，要及时就诊。

六、新生儿生长发育

出生一个月的宝宝开始长肉了，脸蛋变得胖嘟嘟的，身高和体重明显增长，感知觉也开始发育了。出生后一个月时，体重增长可达 1 ~ 1.7 kg（通常每天体重会增加 30 g 以上），身高增长 3 ~ 4 cm。但这是平均数值，宝宝的成长会有个体差别。

（一）神经系统的发育

1. 〔觅食反射〕轻轻触及宝宝的嘴唇或颊部，宝宝会张大嘴或转头寻找妈妈的乳头。

2. 〔吸吮反射〕当宝宝含住乳头时，立即开始吸吮动作。

3. 〔抓握反射〕将手指触及宝宝手心，他（她）会握紧不放。

4. 〔拥抱反射〕也称惊跳反射，当突然改变宝宝姿势或者受到较大声音刺激时，宝宝会出现上肢、下肢伸直，手指张开，然后上肢屈曲回缩，呈拥抱状姿势。

5. 〔踏步反射〕用两手扶住宝宝两肋，使宝宝直立且足底放在平面上，宝宝会出现两腿协调地交替踏步或行走的动作。

（二）感知觉发育

1. 〔视感知发育〕新生儿已有视觉感应功能，在安静清醒状态下可短暂注视物体，但只能看清 15 ~ 20 cm 内的事物。

2. 〔听感知发育〕新生儿出生时听力差，生后 3 ~ 7 天听觉已相当良好，如妈妈在宝宝旁边说话，宝宝会将头转向妈妈。

3. 〔味觉和嗅觉发育〕味觉和嗅觉在出生时发育已很完善。妈妈在给宝宝喂奶时会发现，当宝宝闻到母乳的香味时，就会表现出急切地寻找乳头。

4. 〔皮肤感觉的发育〕新生儿出生时温度觉很灵敏，眼、口周、手掌、足底等部位的触觉也已很灵敏，已有痛觉，但较迟钝，第 2 个月起才逐渐改善。

第二部分 问题小锦囊

一、如何预防新生儿发生意外？

（一）防止烫伤

新生儿烫伤容易发生在两种情况下：

（1）使用暖水袋保温时水过热或放得离宝宝太近。

（2）洗澡水太热，或先倒热水后不经意把宝宝掉入热水中。

因此不宜给新生儿用热水袋保暖；给宝宝洗澡时，水温（37℃～39℃）要合适，调好温度后再给宝宝洗澡，洗澡过程中不宜加热水。

（二）防止窒息

新生儿不会抬头、翻身，如果不注意容易发生窒息。以下情况须保持警惕：

1.〖盖被或包裹时〗有些家长生怕宝宝着凉，将宝宝捂得严严实实，甚至将宝宝的脸也盖上，从而造成宝宝呼吸不到新鲜空气，容易造成窒息。

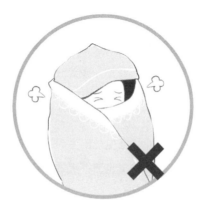

2.〖哺喂母乳时〗有些妈妈太过劳累，半夜给宝宝哺乳时睡着了，造成乳房压迫宝宝口鼻。妈妈要保证休息，白天宝宝睡觉时，妈妈也一起休息，夜间哺乳时尽量保持清醒。

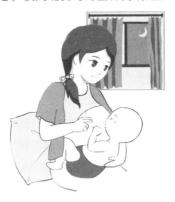

3.〖吃奶过后〗宝宝吃奶后，很容易出现溢奶的现象，如果平躺时溢出的奶呛到气道里，就容易造成窒息。每次喂完奶后可将宝宝抱起，给宝宝拍拍后背，最好让宝宝打个嗝后再轻轻放下侧卧；也可在吃奶后直接让宝宝侧卧，既可减少溢奶，也可防止溢奶导致的误吸、窒息。

4.〖与父母同睡一张床时〗宝宝和父母在一张床上睡，当离得过近，在大人熟睡时，父母胳膊或大的被子可能压着／盖着宝宝口鼻部，造成窒息。最好在大床旁加个婴儿床，既方便照顾，也安全。

二、如何应对宝宝昼夜颠倒？

一般来说，新生儿（出生一个月内）大部分时间都在睡觉，一天累计的睡眠时间为 18～22 小时，随着宝宝年龄的增长，其睡眠时间也会逐渐缩短。2～5 个月的宝宝睡眠时间为 15～18 个小时，6～12 个月的宝宝睡眠时间为 14～16 个小时。如果宝宝在白天睡得多，那么晚上肯定会睡得少、睡得晚。宝宝的睡眠习惯可能跟妈妈孕期的生活规律有一定关系。可以在白天宝宝清醒时适当给宝宝多一点刺激，比如看色卡、新生儿抚触、哼唱儿歌等缩短宝宝的睡眠时间。宝宝 4 个月后就会逐渐对周围的事物表现极大的兴趣，大人的一个小动作、一点小声音都有可能吸引宝宝的注意力，所以睡觉环境很重要。宝宝在晚上 9 点左右睡比较好，睡之前，不要把宝宝逗得很兴奋，尽量营造一个安静的环境。

三、如何避免乳头、奶嘴混淆？

宝宝出生后应尽早吸吮妈妈的乳头，若母乳供应不足，需要添加奶粉的话，不要用奶嘴喂宝宝，尽量用勺子喂，以免乳头、奶嘴混淆。若宝宝发生乳头、奶嘴混淆，不愿意吸吮母亲乳头的话，可以多让宝宝跟妈妈肌肤接触，并且温柔地跟宝宝进行对话或者哼唱摇篮曲，让宝宝彻底放轻松，获得足够的安全感，再进行喂哺。如若妈妈的奶水多、奶速快可以适当夹住乳头，使奶速均匀。

四、新生儿需要枕枕头吗？

出生 3 个月之内的宝宝颈部较短，头部的宽度大于肩部，颈椎弯曲还未形成，是不需要睡枕头的。如果头部被垫高了，反而容易形成头颈弯曲，影响新生儿的呼吸和吞咽，甚至可能发生意外。如果宝宝穿得较多，或者睡的床垫较软时，可以在宝宝的头下垫一条折叠的毛巾,厚度约 1 cm 即可。为了防止吐奶,可将宝宝上半身略垫高(1 cm 以内)。

五、怎样判断母乳不足?

(1)喂奶时宝宝吃奶时间长,并且不好好吸吮乳头,常常会突然放开乳头大哭不止。

(2)妈妈经常感觉不到乳房胀满,也很少见乳汁往外喷。

(3)哺乳后,宝宝常哭不止,睡不踏实,不一会又出现觅食反射。

(4)宝宝大小便次数减少、量少。

六、宝宝溢奶、吐奶怎么办?

宝宝溢奶是一种生理性的反应,妈妈无须紧张,只要每次哺乳后,将宝宝竖直抱起,帮他拍几个"嗝"出来,将胃里的空气排出,溢奶就会减少。宝宝如果发生吐奶,量多且频繁,妈妈要观察他有没有其他症状,如果宝宝精神尚好,且体重、身高都增长正常,就不必担心,但是如果宝宝同时有精神萎靡、食欲不振、发热、咳嗽等症状,且体重、身高都增长缓慢,妈妈要及时带宝宝就医。

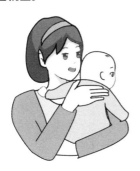 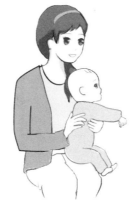

附录

附表 1 小儿神经精神发育进程

年龄	粗、细动作	语言	适应周围人物的能力与行为
新生儿	无规律、不协调动作；紧握拳	能哭叫	铃声能使其全身活动减少
2个月	直立及俯卧位时能抬头	发出和谐的喉音	能微笑，有面部表情；眼随物转动
3个月	仰卧位变为侧卧位；用手摸东西	咿呀发音	头可随看到的物品或听到的声音转动180°；注意自己的手
4个月	扶着髋部时能坐；可在俯卧位时用两手支撑抬起胸部；手能握持玩具	笑出声	能抓面前的物体，自己玩弄手，见食物表示喜悦；较有意识地哭和笑
5个月	扶腋下能站得直；两手各握一玩具	能喃喃地发出单词音节	能伸手取物；能辨别人声；望镜中人笑
6个月	能独坐一会；用手摇玩具		能分辨熟人和陌生人；自己拉衣服；自己握足玩

续附表 1

年龄	粗、细动作	语言	适应周围人物的能力与行为
7 个月	会翻身，自己独坐很久；将玩具从一手换入另一手	能发"爸爸""妈妈"等复音，但无意识	6～7 月龄能听懂自己的名字
8 个月	会爬；会自己坐起来、躺下去；会扶着栏杆站起来；会拍手	重复大人所发出的简单音节	注意观察大人的行动；开始认识物体；两手会传递玩具
9 个月	试着独站；会从抽屉中取出玩具		能懂几个较复杂的词句，如"再见"等；看见熟人会伸出手来要人抱；或与人合作游戏
10~11 个月	能独站片刻；扶椅或推车能走几步；拇指、示指对指拿东西	开始用单词，一个单词表示很多意义	能模仿成人的动作；能招手、"再见"；抱奶瓶自食，粗细动作、语言能适应周围人物及环境
12 个月	能独走；弯腰拾东西；会将圆圈套在木棍上	能叫出物品的名字，如灯、碗；指出自己的手、眼	对人和事物有喜憎之分；穿衣能合作，会独立用杯喝水
15 个月	走得好；能蹲着玩；能叠一块方木	能说出几个词和自己的名字	能表示同意、不同意
18 个月	能爬台阶；有目标地扔皮球	能认识和指出身体各部分	会表示大小便；懂命令；会自己进食

续附表1

年龄	粗、细动作	语言	适应周围人物的能力与行为
2岁	能双脚跳；手的动作更准确；会用勺子吃饭	会2～3个字构成的句子	能完成简单的动作，如拾起地上的物品；能表达喜、怒、怕、懂
3岁	能跑；会骑三轮车；会洗手、洗脸；脱、穿简单衣服	能说短歌谣，数几个数	能认识画上的东西；认识男、女；自称"我"；表现自尊心、同情心、害羞
4岁	能爬梯子；会穿鞋	能唱歌	能画人像；初步思考问题；记忆力强、好发问
5岁	能单足跳；会系鞋带	开始识字	能分辨颜色；数10个数，知物品用途及性能
6~7岁	参加简单劳动，如扫地、擦桌子、剪纸、泥塑、结绳等	能讲故事	开始写字，能数几十个数

附表 2 国家免疫规划疫苗儿童免疫程序表（2021 年版）

可预防疾病	疫苗	接种途径	剂量	英文缩写	出生时	1月	2月	3月	4月	5月	6月	8月	9月	18月	2岁	3岁	4岁	5岁	6岁
乙型病毒性肝炎	乙肝疫苗	肌内注射	10 或 20 μg	HepB	1	2					3								
结核病[1]	卡介苗	皮内注射	0.1 mL	BCG	1														
脊髓灰质炎	脊灰灭活疫苗	肌内注射	0.5 mL	IPV			1	2											
	脊灰减毒活疫苗	口服	1 粒或 2 滴	bOPV					3								4		
百日咳、白喉、破伤风	百白破疫苗	肌内注射	0.5 mL	DTaP				1	2	3				4					
	白破疫苗	肌内注射	0.5 mL	DT															5
麻疹、风疹、流行性腮腺炎	麻腮风疫苗	皮下注射	0.5 mL	MMR								1		2					
流行性乙型脑炎[2]	乙脑减毒活疫苗	皮下注射	0.5 mL	JE-L								1			2				
	乙脑灭活疫苗	肌内注射	0.5 mL	JE-I								1, 2			3		4		
流行性脑脊髓膜炎	A 群流脑多糖疫苗	皮下注射	0.5 mL	MPSV-A							1		2						
	A 群 C 群流脑多糖疫苗	皮下注射	0.5 mL	MPSV-AC												3			4
甲型病毒性肝炎[3]	甲肝减毒活疫苗	皮下注射	0.5mL 或 10mL	HepA-L										1					
	甲肝灭活疫苗	肌内注射	0.5 mL	HepA-I										1	2				

注：1. 主要指结核性脑膜炎、粟粒性肺结核。

2. 选择乙脑减毒活疫苗接种时，采用两剂次接种程序。选择乙脑灭活疫苗接种时，采用四剂次接种程序；乙脑灭活疫苗第 1、2 剂间隔 7~10 天。

3. 选择甲肝减毒活疫苗接种时，采用一剂次接种程序。选择甲肝灭活疫苗接种时，采用两剂次接种程序。

附表 3 爱丁堡产后抑郁量表（EPDS）

您此时正在孕期或者刚生了孩子，我们想了解一下您的感受，下面有 10 道题，每一题都有 4 种选择，请圈出一个最能反映您过去 7 天感受的答案。

在过去的 7 天内：

1. 我能看到事物有趣的一面，并笑得开心。
A. 同以前一样 B. 没有以前那么多 C. 肯定比以前少 D. 完全不能
2. 我欣然期待未来的一切。
A. 同以前一样 B. 没有以前那么多 C. 肯定比以前少 D. 完全不能
3. 当事情做错时，我会过分责备自己。
A. 从来不这样 B. 很少是这样 C. 有时是这样 D. 多数时间是这样
4. 我无缘无故感到焦虑和担心。
A. 一点也没有 B. 极少这样 C. 有时候这样 D. 经常这样
5. 我无缘无故感到害怕和惊慌。
A. 一点也没有 B. 不经常这样 C. 有时候这样 D. 相当多时候这样
6. 很多事情冲着我来，使我透不过气。
A. 我一直像平时那样应付得好 B. 大部分时候我都能像平时那样应付得好 C. 有时候我不能像平时那样应付得好 D. 大多数时候我都不能应付
7. 我很不开心，以致失眠。
A. 一点也没有 B. 不经常这样 C. 有时候这样 D. 大部分时候这样
8. 我感到难过和悲伤。
A. 一点也没有 B. 不经常这样 C. 有时候这样 D. 大部分时候这样
9. 我不开心到哭。
A. 一点也没有 B. 不经常这样 C. 有时候这样 D. 大部分时间这样
10. 我想过要伤害自己。
A. 没有这样 B. 很少这样 C. 有时候这样 D. 相当多时候这样